スキンケアは「引き算」が正しい

「最少ケアで、最強の美肌」が大人のルール

皮膚科医
吉木伸子

青春出版社

はじめに

朝、昼、夜…
あなたは肌のために、どんなケアをしますか？

朝起きて洗顔をして、食事をしたりメイクをしたり……。
夜は帰ったら、クレンジングをしてお風呂に入って……。

日々のそんなシーンの中で、女性は常に「美しくなるためにどうするか」ということを無意識に頭に置いているでしょう。洗顔はどうするか、食べるものはどう選ぶか。ほとんどすべてといってもいいくらい、日常の行動の基準の中に「美を求める意識」が必ず存在しているはずです。

美容の仕事に20年間たずさわってきて思うのですが、美しさを日々追い求めるのは、ほぼ、女性の本能といえます。ところが、その美しさを基準に行動していながら、逆に肌を傷めてしまっている人が多いことにも驚かされます。

ネット社会になり、情報は豊富になりましたが、それを選ぶ目も求められる時代です。

「美しくなるためにどうするか」を考えるとき、多くの女性が「何かをする」つまり足し算することを考えます。今のケアに何を足したらよいか。まずそれを考えますね。

でも実際に多くの女性を見てきた実感としては、「引き算」するほうが美しくなれる人が大多数なのです。

たとえば、「化粧水をたたきこんで、さらにうるおいを高めよう」と考える人がいます。でも、たたく刺激は、赤ら顔やくすみの原因になります。

肌への正しい知識がないまま、無理やりがんばってしまうことが、肌をいためる「間違いケア」につながります。

これから、ある漫画を紹介します。

主人公は、美容が大好きな女性。お肌のために、だいぶ気を遣ってケアをしているつもりのようですが、実は、見当違いのスキンケアばかりをしています。ある意味、自分で判断することを怠り、周りの情報に振り回されているのです。

読者の方にも「同じことをやってしまっている……」と、心当たりのあることが出てくるかもしれませんね。

本書では、それらを皮膚科医の目線で正していきます。


せっかく毎日、美しさのためのケアを続けていくのですから、正しい知識をもって行動しましょう。未来の肌が、大きく変わってくるはずです。

吉木伸子

漫画の登場人物

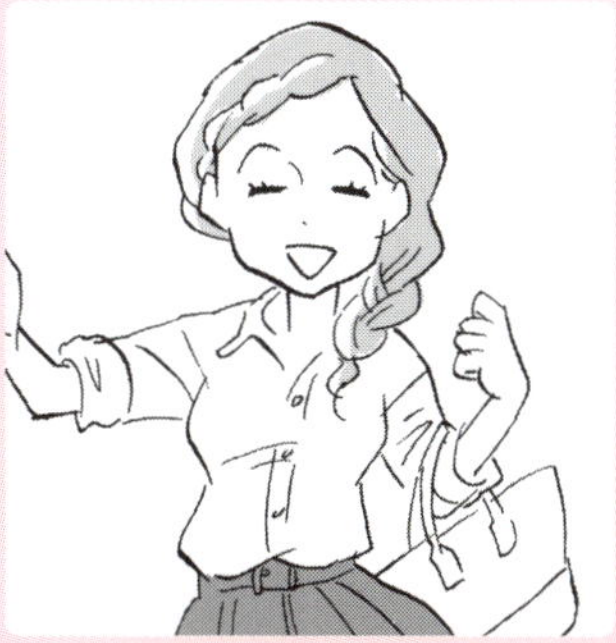

羽谷《はだに》よかれちゃん

都内でひとり暮らしをしている30歳の会社員。オフィスではパソコンをつかった事務作業をしているため、肩こりや冷えに悩んでいる。趣味は仕事帰りに最新デパコスをお試しすること。

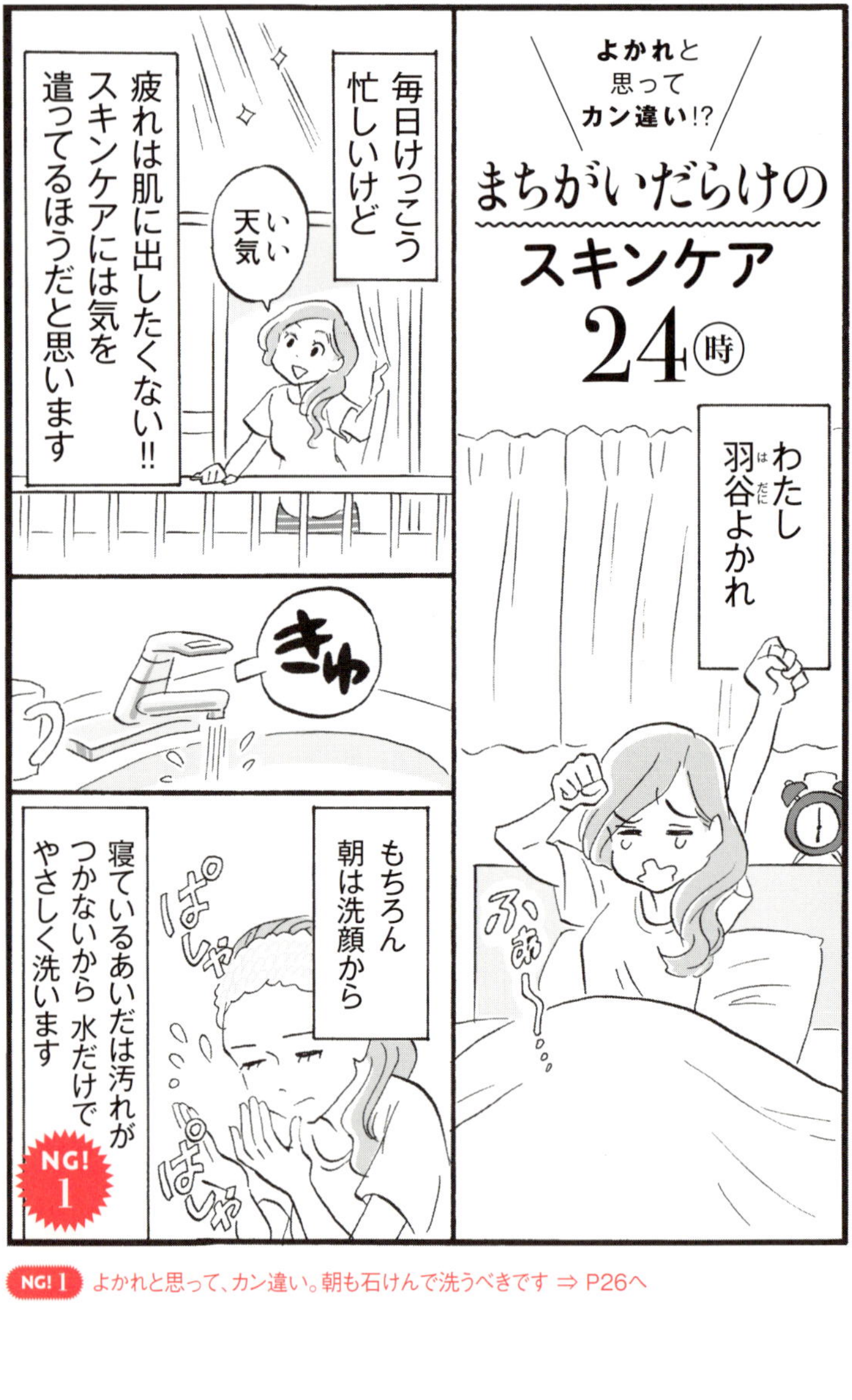

NG! 1 よかれと思って、カン違い。朝も石けんで洗うべきです ⇒ P26へ

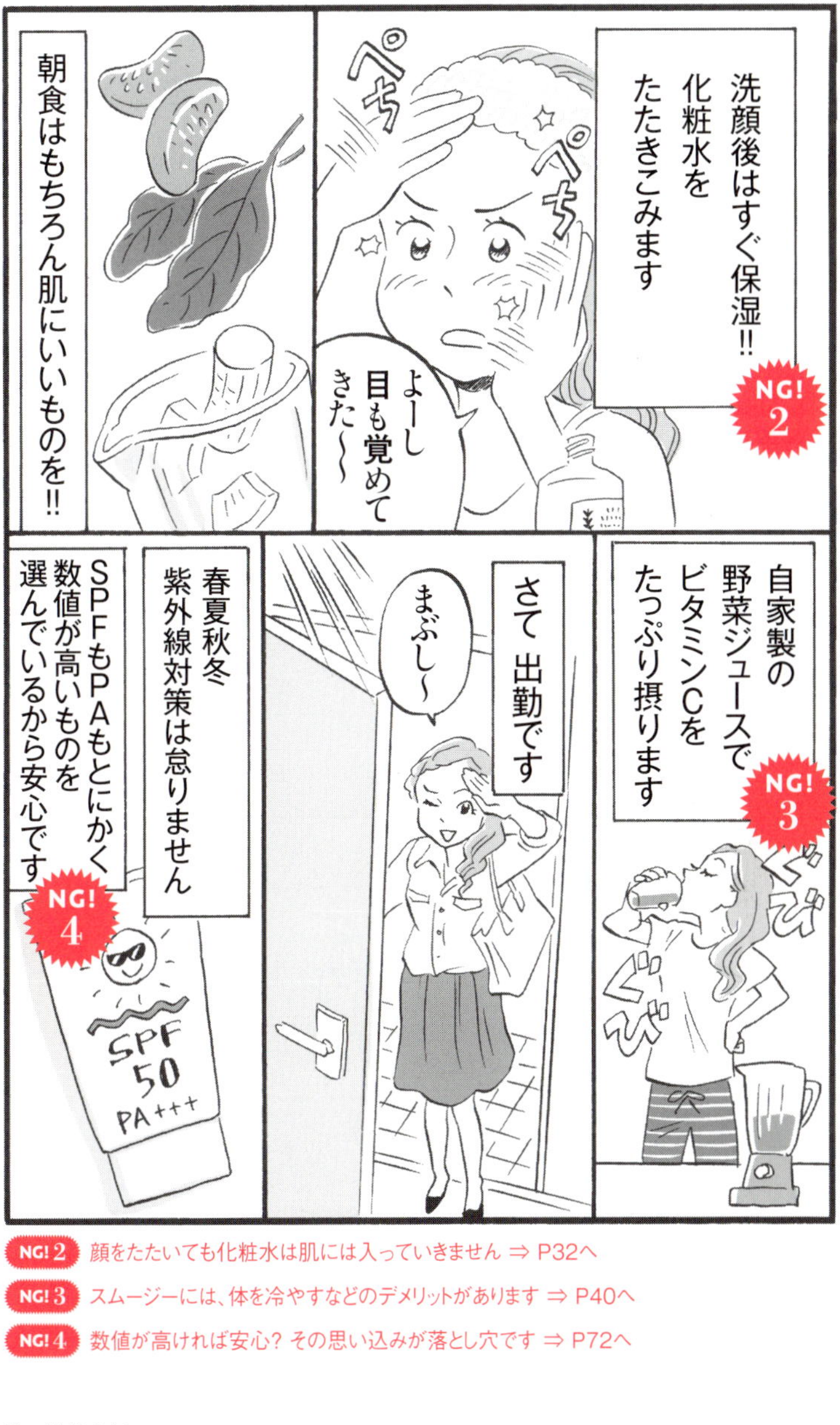
洗顔後はすぐ保湿!!
化粧水を
たたきこみます
NG! 2
ペち
ペち
よーし
目も覚めて
きた～
朝食はもちろん肌にいいものを!!
自家製の
野菜ジュースで
ビタミンCを
たっぷり摂ります
NG! 3
ぐび
ぐび
ぐび
さて 出勤です
まぶし～
春夏秋冬
紫外線対策は怠りません
SPFもPAもとにかく
数値が高いものを
選んでいるから安心です
NG! 4
SPF
50
PA +++

NG! 2 顔をたたいても化粧水は肌には入っていきません ⇒ P32へ

NG! 3 スムージーには、体を冷やすなどのデメリットがあります ⇒ P40へ

NG! 4 数値が高ければ安心? その思い込みが落とし穴です ⇒ P72へ

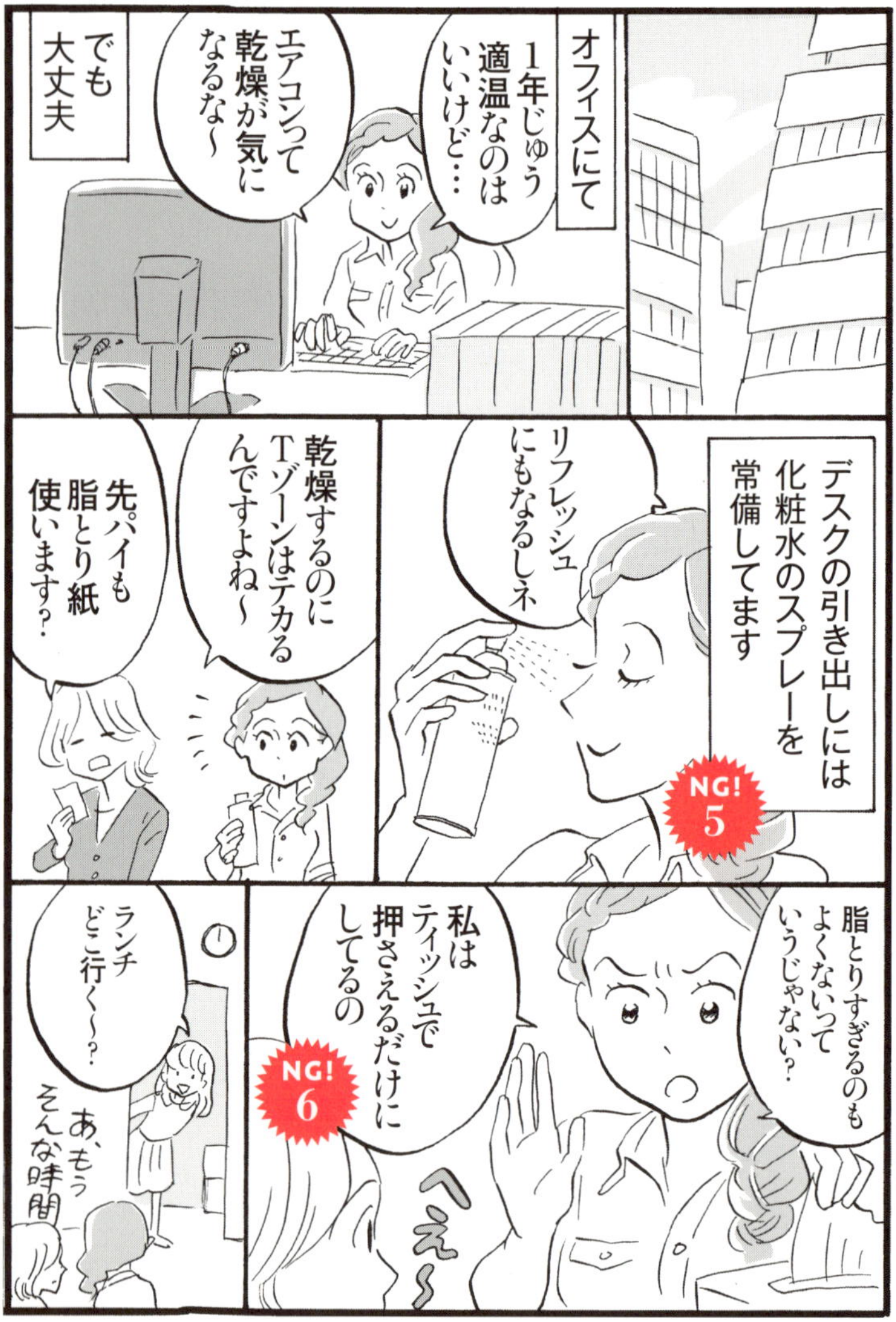

オフィスにて
1年じゅう適温なのはいいけど…
エアコンって乾燥が気になるな〜
でも大丈夫
デスクの引き出しには化粧水のスプレーを常備してます
リフレッシュにもなるしネ
NG! 5
乾燥するのにTゾーンはテカるんですよね〜
先パイも脂とり紙使います？
脂とりすぎるのもよくないっていうじゃない？
私はティッシュで押さえるだけにしてるの
NG! 6
へえ〜
ランチどこ行く〜？
あ、もうそんな時間

NG! 5 化粧水スプレーで水を足してもすぐに蒸発してしまいます ⇒ P94へ

NG! 6 ティッシュの繊維は肌を刺激してしまいます ⇒ P96へ

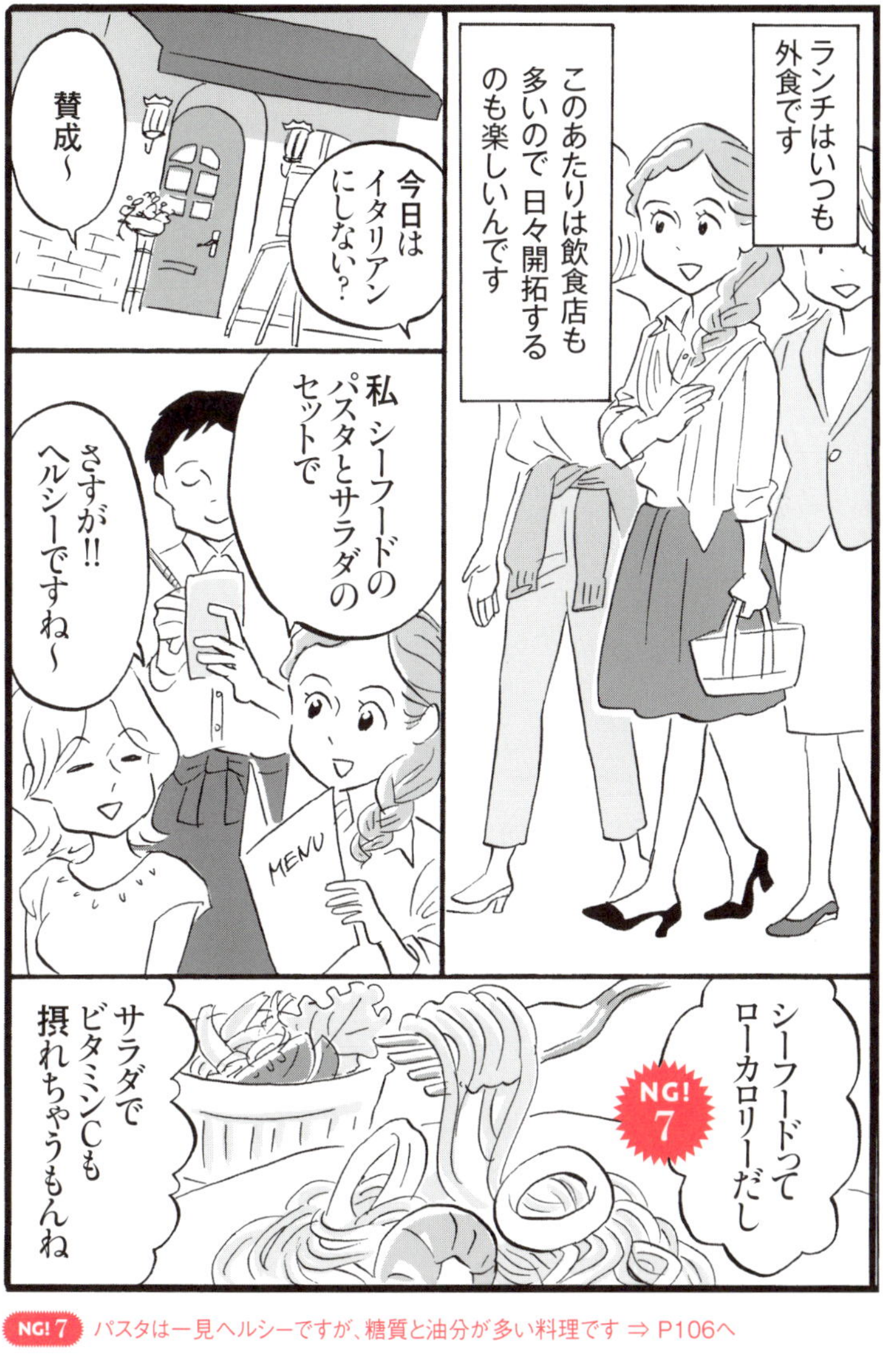

NG! 7 パスタは一見ヘルシーですが、糖質と油分が多い料理です ⇒ P106へ

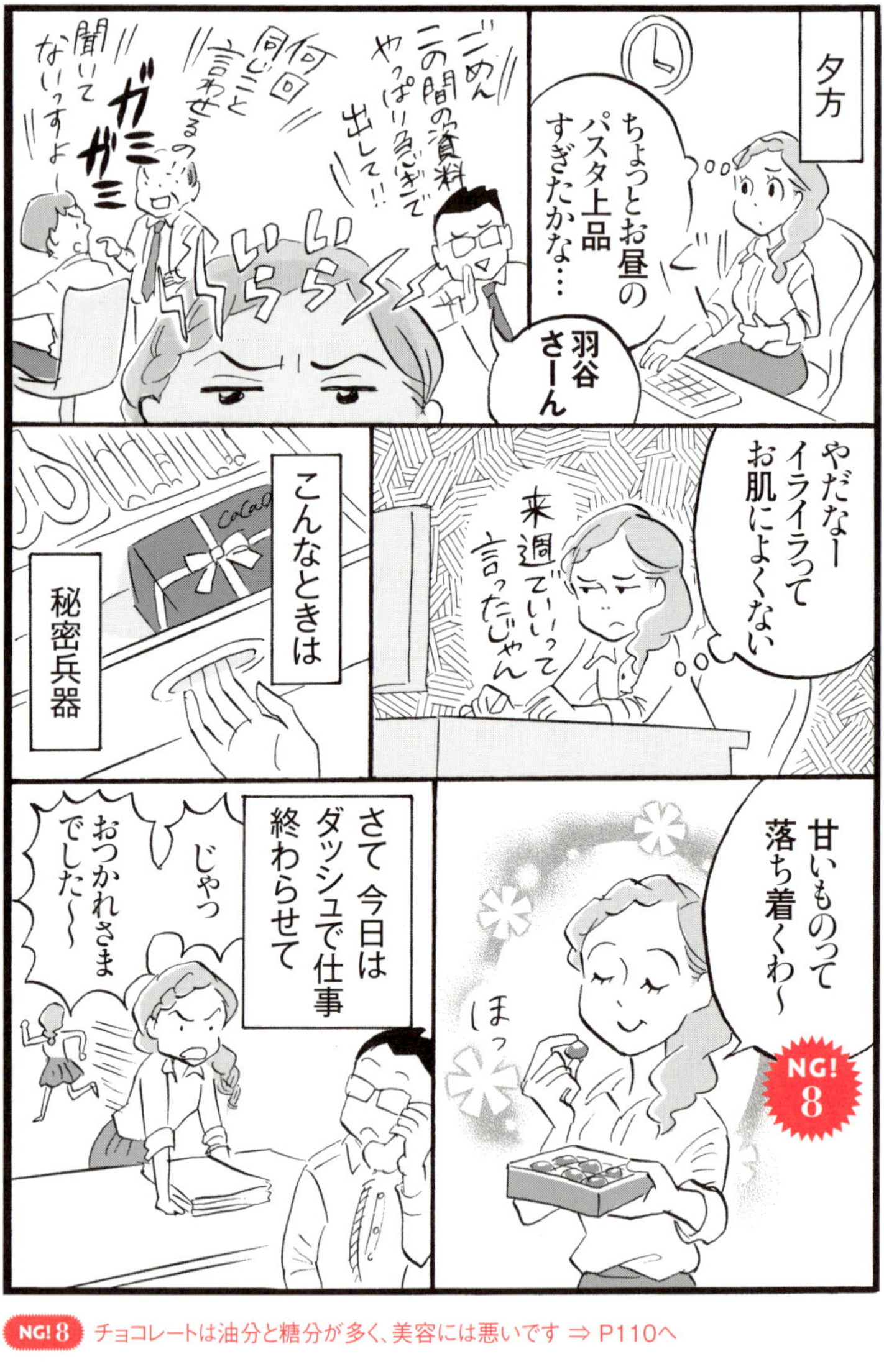

NG! 8 チョコレートは油分と糖分が多く、美容には悪いです ⇒ P110へ

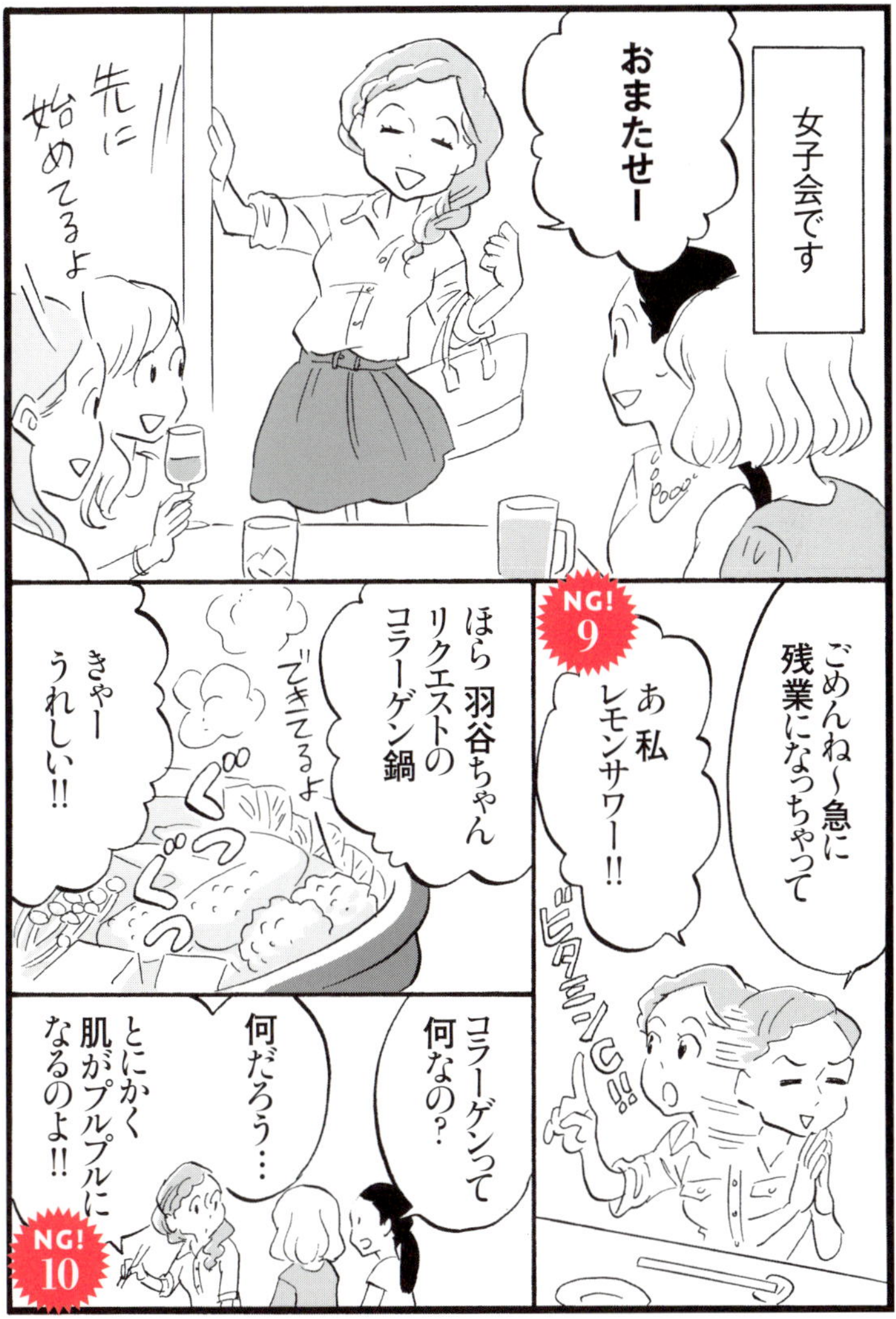
女子会です
おまたせー
先に始めてるよ
ごめんね～急に残業になっちゃって
NG! 9
あ私レモンサワー!!
ビタミンC!!
ほら 羽谷ちゃんリクエストのコラーゲン鍋
できてるよ
きゃーうれしい!!
ぐつぐつ
コラーゲンって何なの?
何だろう…
とにかく肌がプルプルになるのよ!!
NG! 10

NG! 9　冷たい飲み物は、体を中から冷やしてしまいます ⇒ P126へ

NG! 10　食べたり飲んだりしても、肌のコラーゲンにはなりません ⇒ P130へ

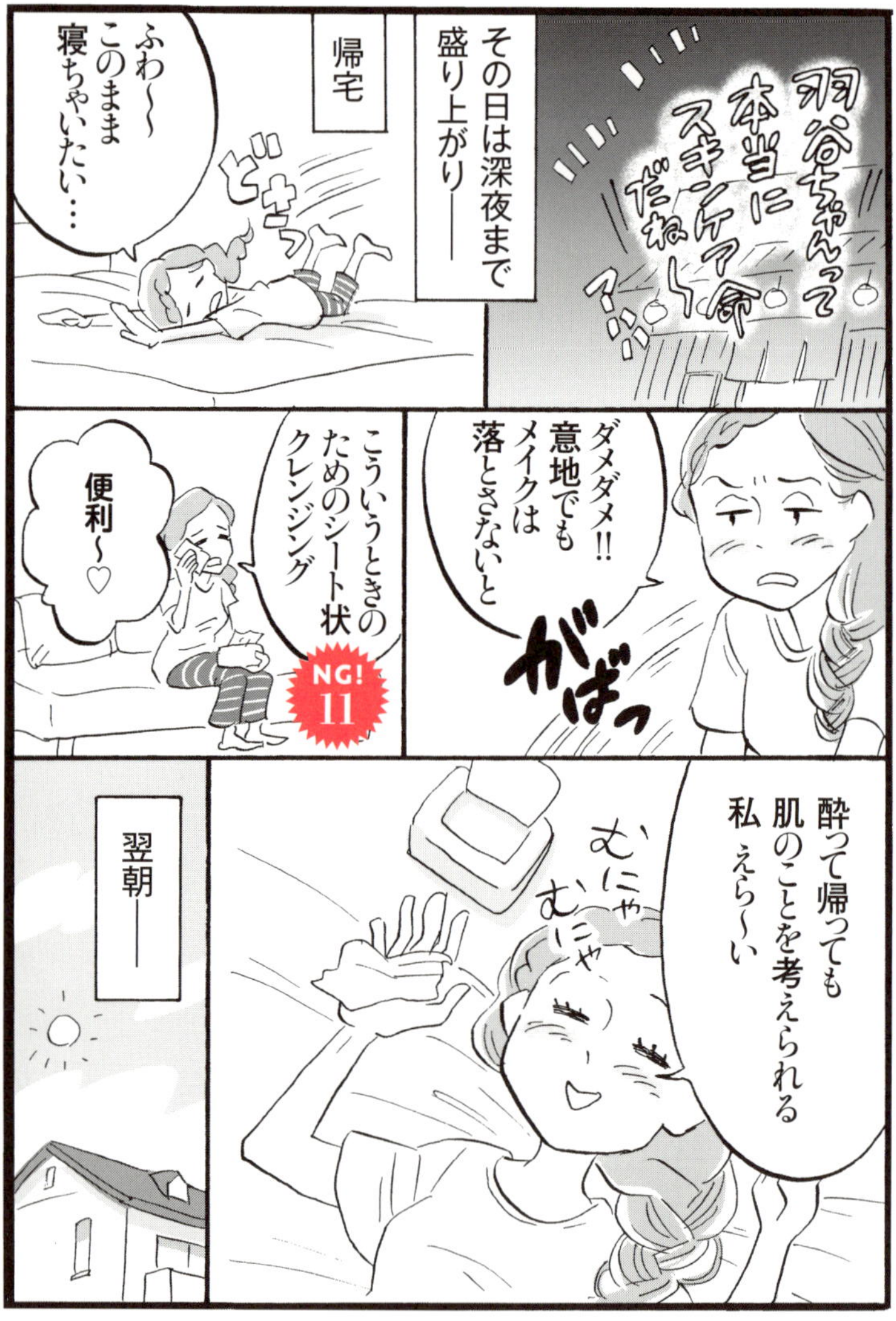

NG! 11 ふき取りタイプのクレンジングは、肌への負担が大きいです ⇒ P152へ

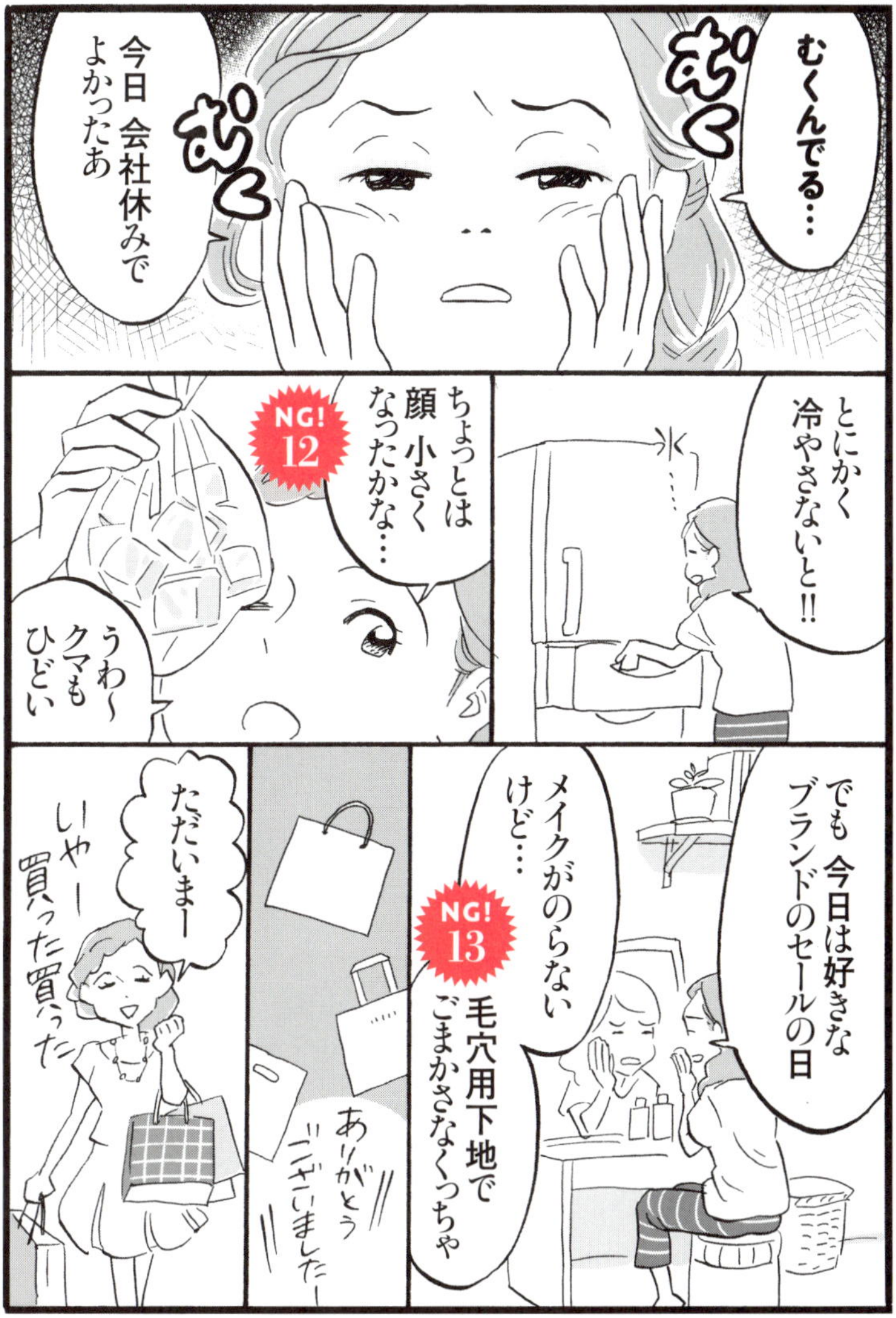
むくんでる…
むく
むく
今日 会社休みでよかったあ
とにかく冷やさないと!!
NG! 12
ちょっとは顔 小さくなったかな…
うわ～クマもひどい
でも 今日は好きなブランドのセールの日
メイクがのらないけど…
NG! 13
毛穴用下地でごまかさなくっちゃ
ありがとうございました—
ただいまー
いやー 買った買った

NG! 12 顔がむくんだとき、冷やしても小さくはなりません ⇒ P48、60へ

NG! 13 毛穴用下地で埋めると、くずれて、かえって目立つことがあります ⇒ P56へ

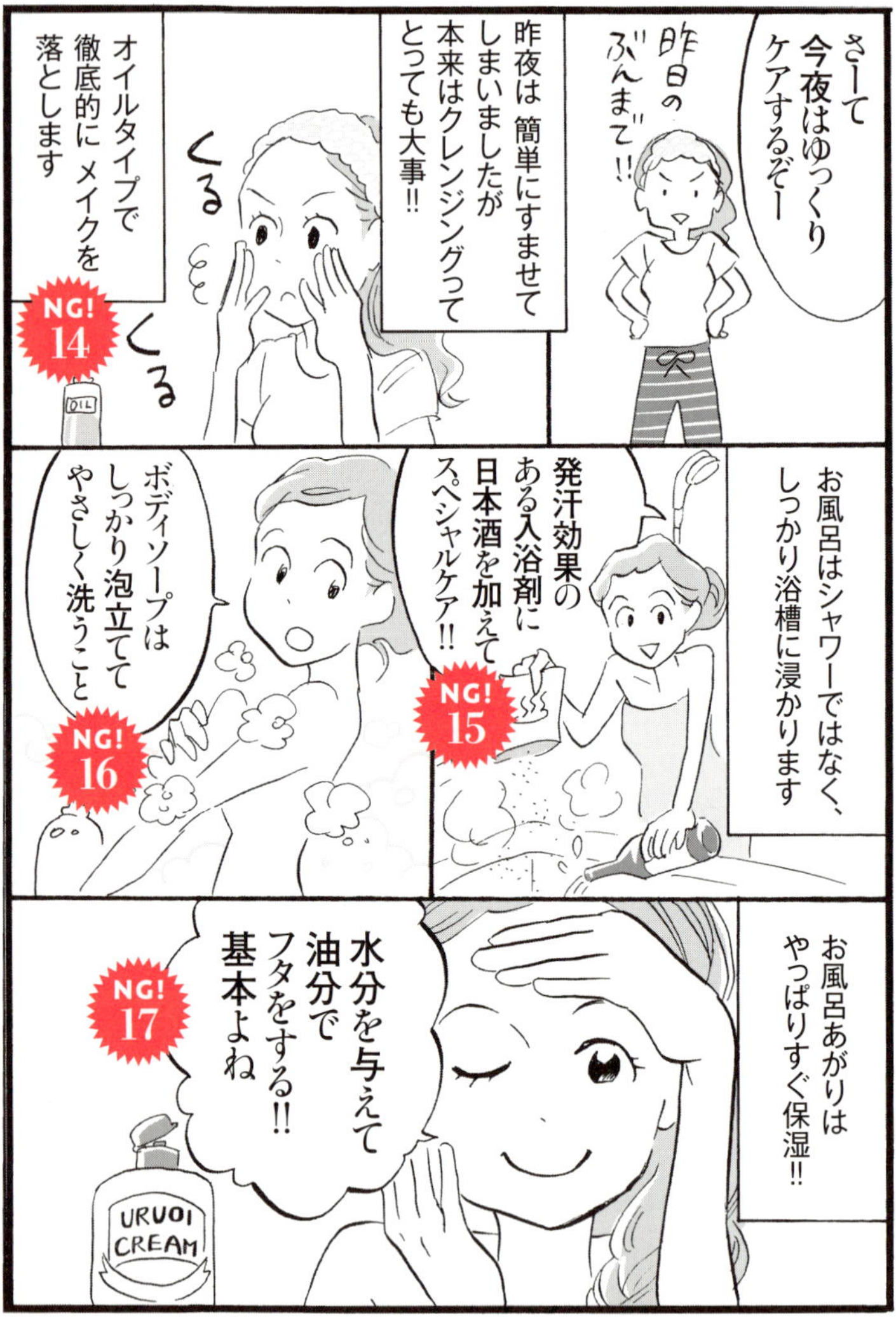
さーて今夜はゆっくりケアするぞー
昨日のぶんまで!!
昨夜は 簡単にすませてしまいましたが本来はクレンジングってとっても大事!!
くる
くる
オイルタイプで徹底的に メイクを落とします
NG! 14
OIL
お風呂はシャワーではなく、しっかり浴槽に浸かります
発汗効果のある入浴剤に日本酒を加えてスペシャルケア!!
NG! 15
ボディソープはしっかり泡立ててやさしく洗うこと
NG! 16
お風呂あがりはやっぱりすぐ保湿!!
水分を与えて油分でフタをする!!基本よね
NG! 17
URUOI CREAM

NG! 14 メイクを落とすときは「しっかり」より「やさしく」を心がけて ⇒ P138へ

NG! 15 入浴剤は基本的に肌から吸収されません ⇒ P162へ

NG! 16 ボディソープのつけすぎは肌の乾燥を招きます ⇒ P166へ

NG! 17 「クリームなどの油分でフタをする」のは古い考え方です ⇒ P144へ

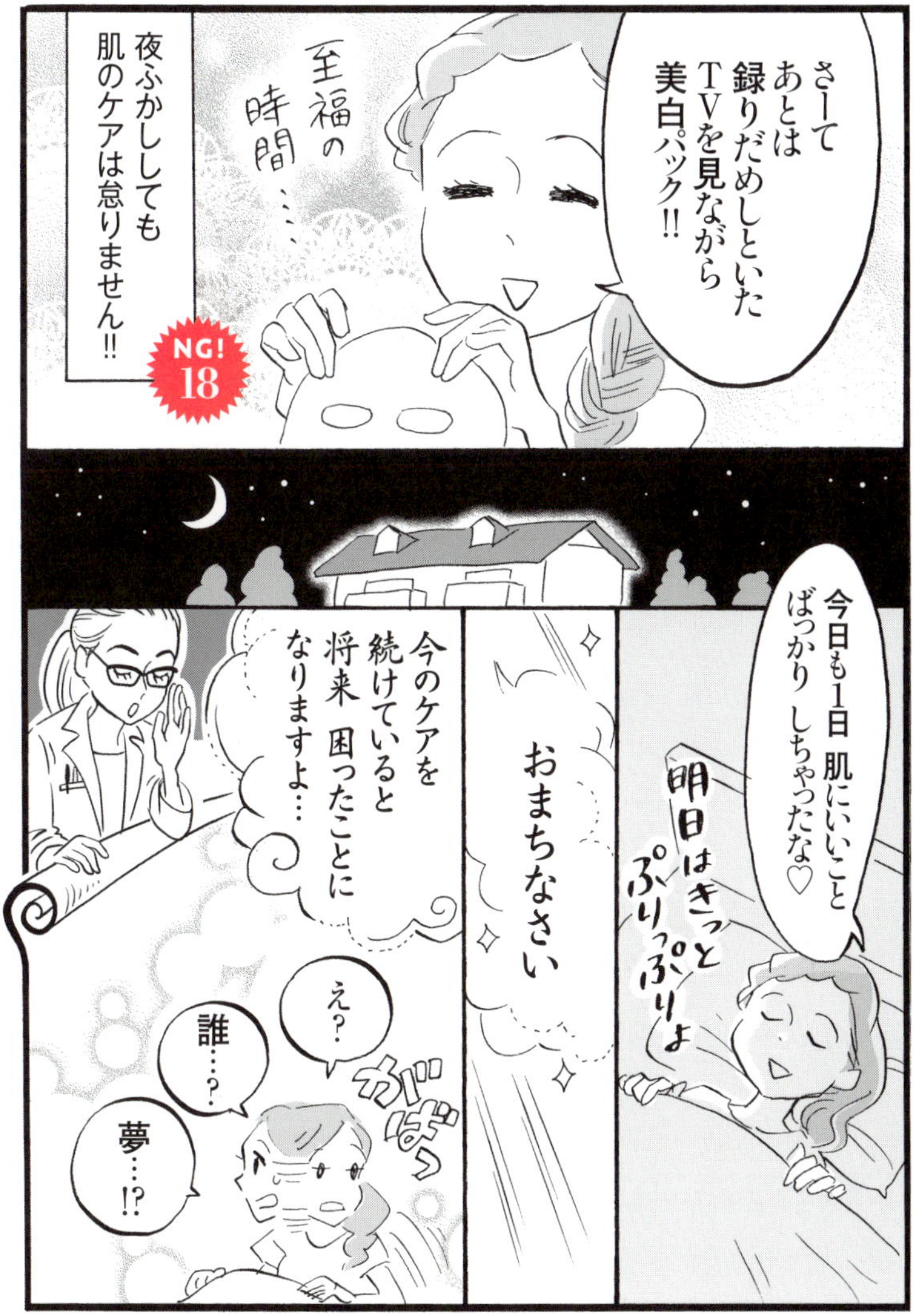

NG! 18 夜の睡眠時間を削らないほうが断然、美容のためになります ⇒ P184へ

目次

Part 2 美白を守るおでかけ中のスキンケア

Part 3 うるおいをキープするお昼のスキンケア

Part 4 ここで差がつく夕方のスキンケア

Part 5

明日のキレイをつくる夜のスキンケア

Part 6
美肌をかなえるバスタイム&快眠のコツ

カバー写真　Axel Ley/PhotoAlto/amanaimages
本文漫画　ウラモトユウコ
ブックデザイン・本文DTP　山内宏一郎（SAIWAI DESIGN）

Part 1

今日のキレイをつくる
朝のスキンケア

睡眠中の皮脂が毛穴をひらく。朝は石鹸《せっけん》洗顔から始めよ

「洗いすぎはよくないから、朝は水洗顔だけで大丈夫？」

答えはノー。朝も石鹸《せっけん》で洗うべきです。

寝ているあいだには汚れはつかないから、朝は水洗顔だけという人が増えていますが、これは間違い。洗顔の主な目的は、**皮脂を落とすこと**です。皮脂は24時間分泌され続けますから、朝も洗うべきなのです。

皮脂を取りすぎるのもよくないという人もいますが、皮脂を肌に残すと、酸化されて**過酸化脂質にかわり、肌老化を促進**します。毛穴まわりに残った皮脂が、肌を老化させ、**たるみ毛穴の原因**になっているともいわれています。

朝晩の洗顔で、皮脂はしっかり落としましょう。ただし、**洗顔は1日2回まで**。それ以上洗うと、皮脂腺を刺激して、**かえって皮脂が増えてしまうことがある**からです。日中も皮脂が出てテカる人は、**脂とり紙**を使いましょう。

洗顔のためのアイテムは、**固形石鹸がベスト**。洗顔フォームや泡で出てくるタイプの洗顔料も人気ですが、固形のものが添加物が少なく安心です。※

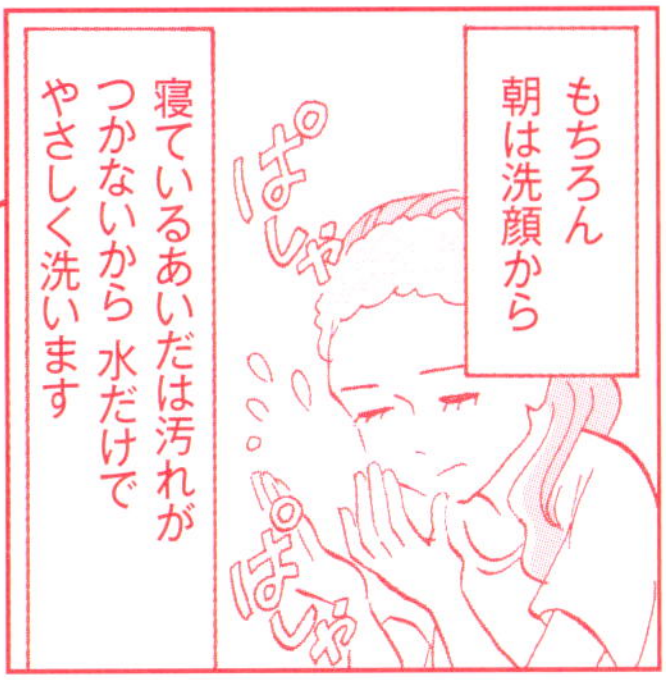
もちろん
朝は洗顔から
ぱしゃ
ぱしゃ
寝ているあいだは汚れが
つかないから 水だけで
やさしく洗います

NG!
1

洗顔の主な目的は、皮脂を落とすこと。皮脂は24時間分泌され続けますから、朝も石鹸で洗うべきなのです

泡が大事といって、モコモコになるまで泡立てる人がいますが、泡は最低限、顔と手のあいだのクッションになるくらいの量があればよいのです。**レモン大くらいで十分**で、ソフトクリームのように泡立てる必要はありません。

石鹸を手で泡立てたら、Tゾーンから洗いはじめ、Uゾーン（ほほからアゴ）へと広げたら、目元・口元はさっとなでるくらいで、すぐに流します。ぬるま湯を手にすくって、顔をつけるようにすすぎます。決して**こすらない**こと。

洗い上がりの目安は、**指先がキュッ**というくらい。自分の指で確かめましょう。

※液状やクリーム状のものは、水を含むため腐ったり分離したりしやすく、それを防ぐ防腐剤と界面活性剤を多めに含んでいます。よって、一般的には固形石鹸がベターです。石鹸の洗浄力の強さは、乾燥肌か脂性肌かなど、自分の肌質に合わせて選びましょう。

過剰なクレンジングは乾燥のもと。1日1回、短時間で

朝もクレンジングしてから洗顔すると、毛穴の汚れがよく落ちるなどという人がいますが、それはNGです。**クレンジングは肌に負担をかける行為**。メイクしたときだけに限定しましょう。

そもそもクレンジングは、何のためにあるのでしょう。洗顔石鹸《せっけん》や洗顔フォームなどの洗顔料は皮脂を落とすものであるのに対し、クレンジング料は**メイクを落とすもの**。メイクは**人工的に肌にのせたもの**なので、普通の洗顔だけでは落ちにくく、クレンジングを必要とするのです。

クレンジング料は**油分と界面活性剤**を含みます。メイクという油性汚れを、油で浮かせて界面活性剤の働きで水と中和して流すのです。

界面活性剤というと悪いイメージを持つ人がいますが、**メイクを落とすためには不可欠なもの**です。ただし、使いすぎると肌の潤《うるお》い、つまりセラミドが奪われ、乾燥肌の原因になります。

クレンジングは**1日1回まで**とし、また、クレンジング

料を肌に長時間のせておくことはやめましょう。なるべく**短時間で終わらせること**が大切です（P138参照）。

　クレンジング料でこすっても、**毛穴の汚れはとれません**。毛穴は穴なので、表面からこすっても奥まで洗うことはできないばかりか、表面の肌が傷んでしまいます。

　毛穴が目立つのを気にする人が多いですが、毛穴の奥の汚れをとっても、それで毛穴が小さくなるというものではありません。毛穴対策のためには、汚れでなくまわりの皮膚を引きしめていくことが必要です（P30参照）。

　また、クレンジングと洗顔がワンステップで終わる洗浄料というものも最近多く出ていますが、これはクレンジングの役割も持つので、朝、それを使うと肌に負担がかかります。**朝は石鹸洗顔だけ**にしたほうがよいでしょう。

毛穴ケアは、冷やしてひきしめるのでなく、コラーゲン対策を

料理のときに、野菜でもお肉でも冷やすとシャキッとして、温まるとだれてしまいますが、肌は冷やしてもひきしまりません。

まず、肌は野菜や肉と違って生きているので、どんなに冷やしても分単位でもとの温度に戻ります。冷水で洗顔しても、着替えてメイクして出かける頃には、皮膚温はもとのあなたの体温に戻っています。化粧水を冷蔵庫で冷やしておいてつけるという人もいますが、それも同じで、効果は20分ももちません。そもそも、**冷やして毛穴が小さくなることはありません**。

毛穴が目立つのはなぜなのかを考えてみましょう。

毛穴の大きさには**生まれつきの個人差**があります。毛穴は皮脂腺の出口なので、生まれつき皮脂腺が大きい人はどうしても10代のころから毛穴が大きくなります。それは髪の毛が太い人と細い人がいるのと同じで、残念ながら生まれ持ったものです。

20代後半くらいから毛穴が目立ってくるのは、**加齢によるもの**です。初期は丸くひらいたようになりますが、これは主

に、皮脂の刺激。皮脂が酸化されて過酸化脂質に変わり、それが毛穴まわりの皮膚を刺激して毛穴がひらくのです。**対策としては洗顔をきちんとする、脂とり紙を使うなど**が重要になります。

さらに毛穴が次第に縦長になっていくのはまわりの皮膚のコラーゲンが減るためで、「涙毛穴」「帯状毛穴」などと呼ばれます。対策は、コラーゲンを増やす**レチノールなどを含む化粧品**を使うこと。

毛穴ケアは、一朝一夕にはできません。毛穴は夏の朝顔のように数時間でひらいたり閉じたりするものではなく、**年単位でひらいていってしまう**もの。日々の地道なケアが必要です。冷やすなどの急な温度変化は、毛穴ひきしめに役立たないだけでなく赤ら顔の原因にもなるので控えましょう。

化粧水をたたきこむより、セラミドケアが潤《うるお》いのもと

「乾燥して化粧水が入らない」という声をよく聞きますが、化粧水は元来、肌に入っていかないものです。

肌表面の角質細胞と角質細胞のあいだは脂質で埋めつくされているので、**水ははじかれてしまいます**。化粧水が浸透するとしても、角層の途中まで。よって、「化粧水が入らない」と感じても、無理に入れる必要はないのです。

無理やり入れようとしてたたきこむ人がいますが、**肌をパンパンたたくことを長年続けていると、赤ら顔やくすみの原因**になります。

そもそも、化粧水の役割とは何か。

化粧水は、スキンケアアイテムの中ではあってもなくてもよい、どちらかというと**「気分的なもの」**です。化粧水は、お肉料理の上にちょこんとのっているパセリやクレソンの葉っぱのようなもので、あってもなくても、気持ちだけの問題です。

化粧水をつけると肌がみずみずしく潤《うるお》ったように感じられ、その感覚が女性に好まれるようですが、「絶対にないと

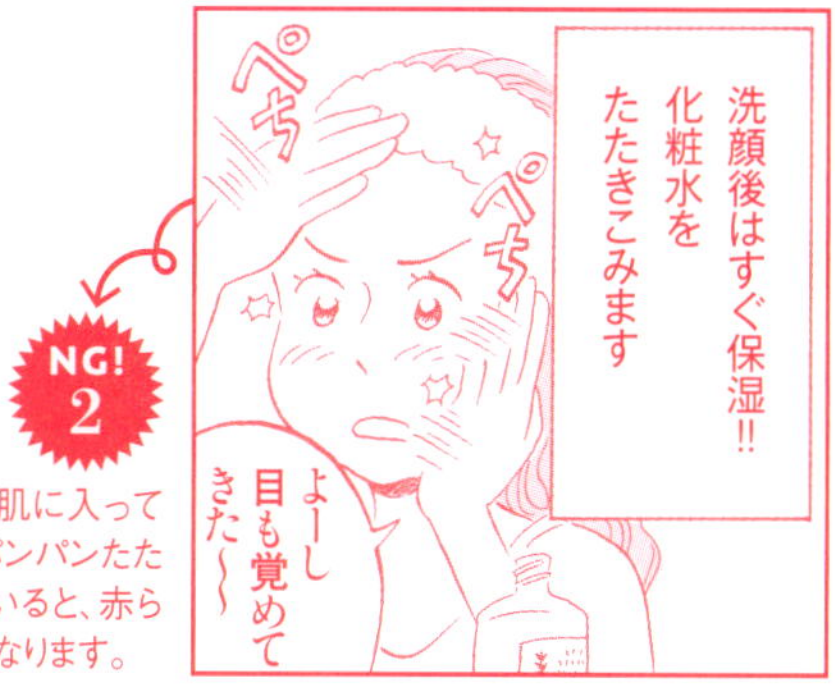
洗顔後はすぐ保湿!!
化粧水をたたきこみます
ペち
ペち
よーし目も覚めてきた〜〜
NG! 2

化粧水はたたいても肌に入ってはいきません。肌をパンパンたたくことを長年続けていると、赤ら顔やくすみの原因になります。

いけない」「もっとも重要なもの」とまではいえません。そう思っている人は、すぐさま考えを改めてください。

化粧水は気分的な要素が強いので、肌が乾燥していたんでいるときに無理につける必要はありません。

ましてや**無理やりたたきこむなどもってのほか**。肉料理の上の葉っぱを、どうしても口に入れなければいけないわけではないのと同じです。

みずみずしい肌を目指したいならば、**重要なのはセラミド**と覚えてください。セラミドを増やすためには、クレンジング料をソフトにする（P138参照）、さらにセラミドを含む美容液をつけるなどが有効です。

朝、セラミド配合美容液で潤《うるお》いチャージして、1日キレイ

「1日ずっとキレイでいたい！」そんな日の朝のお手入れのコツとしてはまず、**洗顔からスタート**。寝ているあいだにも分泌される皮脂をすっきり落とします。Tゾーンがオイリーな人は、その部分だけ二度洗いするとよいでしょう。その後は保湿です。1日じゅう乾燥しないよう、肌にしっかり潤《うるお》いをチャージします。

保湿といえば化粧水と思う人は、前項を見直してください。肌の潤いを守るものは**化粧水でなくセラミド**です。セラミドを含む美容液が、**最強の保湿アイテム**になります※。セラミド以外の保湿物質としては、**ヒアルロン酸、コラーゲン**などがあり、乾燥がさほど激しくない人は、こちらでもよいでしょう。

美容液を手にたっぷりとり、両手をあわせて広げ、ほほ全体を手で包むようにしてつけます。そのまま少しずつずらしながら、スタンプを押すように顔全体を手で押さえていきます。**決してすりこまないこと**。目元・口元は中指と薬指で軽く押さえてなじませます。顔全体がペタッとした状態になりますが、そこで終了です。

手につかなくなるまでたたいたりすりこんだりする人が多いのですが、そうやって手でさわればさわるほど、肌はいたみ、色がくすんでしまいます。

15分ほど待って美容液が吸収されて落ち着いたところでメイクします。

このように朝はしっかり潤いをチャージしておかないと、日中、乾燥してしまいます。保湿美容液をつけるとメイクしづらいと思って、朝は控える人がいますが、少し時間をおくことがコツ。15分ほどおけば、美容液が自分の皮脂となじんで、ベストな下地ができます。また、**下地クリームは控えめに**。時間がたつと皮脂が出てクリームと混じり、**油分過剰**になってメイクくずれを起こすからです。

朝は、**水分多め、油分少なめに仕上げる**のが、長時間美しいメイクのコツです。

※セラミド配合美容液の選び方……成分表示でセラミドが入っているかを確認して。セラミド２、セラミド３など数字のついた表示があるものが、セラミドを含みます。

思い切って下地を省き、パウダーだけでUV対策

肌に負担をかけずに、メイクを長持ちさせるコツ。まずは洗顔で皮脂を落とし、保湿美容液をたっぷりつけ、15分ほどおいて肌になじませます（前項参照）。

ファンデーションは**パウダータイプ**を選びます。リキッドやクリームなど、水を含むものは界面活性剤が多く、肌に負担をかけるからです。**固形のパウダーファンデーション**が最も肌にやさしいのですが、パウダーだと粉浮きしてつきづらいという人は、**固形の練り状ファンデーション**※を選ぶとつきやすいでしょう。

メイクの前に日焼け止め下地を塗る人が多いですが、下地は肌に負担をかけます。下地を省いて、そのままファンデーションをつけても問題はないですが、粉っぽくなってしまうという人は、**クリームを薄く**つけましょう。下地クリームより保湿クリームのほうが肌にやさしいので、そちらを選んで。ただしあまり油分をつけすぎると、後で皮脂が出てきたときにメイクくずれの原因になるので、クリームは控えめに。

洗顔→保湿美容液→（保湿クリーム）→パウダーファンデーション。このシンプルなステップだけで、保湿と紫外線対策という、日々の必要なケアが完成するのです。日焼け止めはなくても、**ファンデーションが紫外線をカット**します。

さらに、ポイントメイクのコツを簡単に伝授します。口紅をつけるとき、下に少しパウダーファンデーションを塗っておくと、にじみにくく、また、唇を日焼けから守ってくれます。アイメイクに関しては好みがありますが、落とすときにこすったりするとまぶたが黒ずむので、**落とすことも考えてメイク**するとよいでしょう。日常ではある程度落ちやすいものを使い、「勝負メイク」のときだけ、しっかりしたアイラインを使うなどするとよいでしょう。

※固形のファンデーションで、油分を含み、柔らかいタイプ。コンパクトのほか、スティック状のものも。

肌に必要なものを知れば、時短ケアでも美肌に

保湿と日焼け止めを兼ねたような、オールインワンコスメというものがあります。手抜きをしたような感じもしますが、これを使うのはどうなのでしょう。

そもそもオールインワンコスメは、特別なものではありません。普通の保湿美容液でも、オールインワンコスメとして使うことができます。

洗顔後、化粧水→乳液→日焼け止め下地というステップを踏む人が多いですが、これを省略して、**セラミドなどを含む保湿美容液１本**ですませても、特にそれが悪いということはありません。コースディナーの前菜→スープ→メインというステップを省いて、メインだけ単品でいただいても問題ないのと同じことです。

保湿は、セラミドなどの保湿成分を含む美容液があればそれで十分です（P32参照）。日焼け止め下地も、省いても問題ありません。**パウダーファンデーションにはすべてUV防止効果**があるからです。

つまり、洗顔後はセラミド配合美容液をオールインワン

コスメのつもりでつけて、その後パウダーファンデーションでメイクすれば、**時短になるし、お財布にもやさしい**のです。

オールインワンをうたう化粧品を使うことに特に問題はないですが、ただひとつ注意したほうがよいのは、**「日焼け止めを含むものは、夜は使わないほうがよい」**ということです。日焼け止め効果まであわせ持つオールインワンコスメを、夜も使う人がいますが、それは無駄なことであるだけでなく、肌に負担になります。**日焼け止めは大なり小なり皮膚に負担をかける**ので、夜に使うことは避けましょう。

スキンケアに時短を求めることは、何らマイナスにはなりません。むしろ時間をかけて何度も肌を触ると、肌の負担になるものです。手早く最低限の時間で、必要なことをすべて行うのがスキンケアの達人です。

野菜は生で摂るよりも、体を冷やさない野菜スープや味噌汁を

野菜ジュース、スムージー、サラダなど、野菜を生で摂ると肌によいとよくいわれます。ビタミンを壊さないから、というのがその理由のようですが、生で摂ることには以下のような問題点があります。

①冷たいものは体を冷やす……体を中から冷やすことは、女性は特に要注意です。冷えて血行が悪くなり、むくんだり肌がくすみやすくなったりします。

②糖分を摂ってしまう……野菜だけでは飲みづらいので果物を入れることが多く、それでは糖分を摂ってしまいます。果物も美容によいと思われていますが、果物はお菓子などと同じで極力摂らないほうがよいのです。果物をまったく摂らなくても、野菜を摂ればビタミンは十分です。

③ミキサーで混ぜるとビタミンが壊れる……空気に触れるとビタミンCは壊れていきます。加熱しないからビタミンが壊れていないと思う人がいますが、撹拌《かくはん》することでもビタミンは壊れるのです。テイクアウトのサラダも、長時間空気

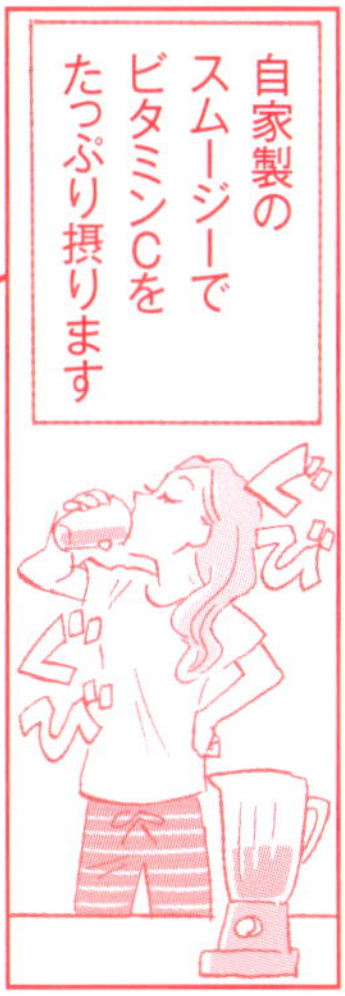
自家製のスムージーでビタミンCをたっぷり摂ります
ぐびぐび
ぐびぐび

NG! 3

スムージーには、体を冷やす、糖分を摂ってしまう、などの問題点があります。体を中から冷やすことは、女性は特に要注意です。

に触れてビタミンは減っています。

④紙パックで売られている野菜ジュース……パック詰めにするときに高温処理するので栄養は壊れます。それを補うためにビタミン剤を添加して売られているものまであります。糖分も多めです。

朝食にビタミンチャージをするのはよいことです。おすすめは野菜スープ。加熱するとビタミンが壊れるとよくいますが、さっと火を通す程度であれば、ビタミン損失は3割程度です。加熱したほうが量を摂取できるので、結果的には効率がよいのです。

ほかに**具だくさん味噌汁や、ゆでたりした温野菜**もおすすめです。欧米人は野菜をそのまま食べる習慣があまりないのでジュースにする必要がありますが、煮物やおひたしというすぐれた食文化をもつ日本人がそれを真似る必要はないでしょう。

規則正しい生活で、おいしく朝食を摂って美肌に

「朝食を食べる、食べない、どっちがいい？」

朝食を食べるかどうかだけで、どちらがよいかをはっきり決めることはできません。

ただし、朝食を抜くと便秘になってしまう人がいます。朝食を摂ることで、**胃腸が目覚めて動き出す**ので、そのタイミングを失すると、リズムが狂って便秘になることがあるのです。

そういう意味では、**リズムを崩さないために**朝食を摂ることは必要です。朝食をきちんと摂って、余裕をもってトイレにいく。これを省略してはいけません。

そもそも朝食を摂らないという人は、夕飯を食べる時間が遅い人が多いようです。夕飯を遅く食べ、あまり時間をおかずに就寝してしまうと、消化が悪くなるので、朝、胃がもたれてごはんが食べられないのです。寝るのが遅いために、出かけるギリギリまで寝ていて、朝食を摂る時間がないということもあるでしょう。

朝食を摂ったほうがよいかどうかという以前に、**朝食を摂**

れないようなライフスタイルに問題があります。帰宅して、夕飯を食べ、ゆっくりお風呂に入って、リラックスする時間をもってから就寝する。そうすれば朝は早く起きて、きちんと朝ごはんを食べることができます。それが最も健康的なことであり、**肌のためにも大切なことである**のはいうまでもありません。おなかがいっぱいのますぐに寝ると、安眠できず、肌の代謝をさまたげます。胃腸にも負担がかかります。

肌を美しくするためには、**体の中から健康であることが一番大切**です。帰りが遅くなり、外食やテイクアウトで夕飯をすませ、急いで寝て、寝不足のまま翌朝あわてて出かける……こんな生活を続けていると、スキンケアをどんなに頑張っても美肌はかないません。

朝食をきちんと摂れているかどうかは、**健康的な生活を送れているかどうかのバロメーター**といえます。まずは朝食をおいしく食べられる生活を目指しましょう。

ビタミンは万能の神ではない。摂りすぎは弊害も

女性がみなこぞって求めるビタミン剤。でも、ビタミン剤は無害であるとか、摂れば摂るほどよいという認識は間違いです。

そもそもビタミンとは何でしょう。漠然と「肌をきれいにする物質」のようにとらえている人が多いですが、そういうものではありません。

体の中で起こるさまざまな反応をサポートするのがビタミンです。機械でいうなら潤滑《じゅんかつ》剤。つまり**体の本来の反応を、あくまでサポートするもの**がビタミンで、何か特別な反応を起こすものではありません。ビタミンが不足すると、当然、不都合は起こります。でも、不足していない人が多く摂ってもメリットはありません。

日本人に不足しがちなビタミンは、B_1であるといわれます。ただし**B_1不足**は、美容というよりも**手足のしびれなどの神経のトラブル**を起こします。ビタミンB_1は豚肉や大豆に多く含まれます。

それ以外のビタミンはあまり不足していないので、あえ

て摂っても、排泄《はいせつ》されてしまいます。

摂りすぎが無害かというとそうとも言えず、例えばビタミンCを摂りすぎると腎結石になりやすくなる、ビタミンEを摂りすぎると大腸がんのリスクが高まるなどの報告もされています。

ちなみに、**ビタミンCを飲んでシミが薄くなるということはほとんど期待できません。** 肌の中で、有効な濃度にまで達しないからです。特に、沈着した老人性色素斑（日焼けでできたシミ）は皮膚構造が変化しているので、飲み薬で薄くなることは医学的に考えにくいことです。また、病院でだすビタミン剤は市販のものよりも効くと思う人が多いようですが、中身は同じです。価格も、保険で処方したとしても、処方料などをすべて合わせると市販のものより安いとはいえません。

サプリメントは食品なので劇的な効果を期待してはいけない

毎年、無数のサプリメントが流行《はや》ったり消えていったりしています。それらの中のどれがよいかという相談をよくお受けしますが、それは難しい話です。

サプリメントは薬ではなく、科学的な根拠となるデータが十分にありません。そのため、**よいとも悪いともいえないのです**。

サプリメントすなわち健康補助食品は、「食品」、つまり「食べ物」です。食品ですから、それで「やせる」とか「シミが薄くなる」「毛穴が目立たなくなる」ということまで期待してはいけないのは当然のこと。厚生労働省も、サプリメントの機能や効果を表示することを禁じていますが、インターネットなどはなかなか規制が行き届かないため、過大な効果をうたう広告が、ネット上には氾濫しています。

それらの言葉をうのみにしてはいけません。そこに**根拠はない**からです。

「ダイエット」や「アンチエイジング」は人類にとって大きなテーマです。医学の分野でも、肥満解消や老化防止に関しては、常に莫大《ばくだい》な費用をつぎこんだ研究が続けられています。**最先端の医学をもってしても解決策が見つからない問題**を、健康食品が簡単に解決するわけはないと思うのが筋でしょう。また、サプリメントの安全性に関する問題もあります。産地など原料に関する正確な情報は、表示からはわかりません。ダイエットサプリで死亡例が出たのは有名な話です。サプリによる薬疹《やくしん》（皮膚粘膜反応のこと）や肝炎などのトラブルも、ときどき起こっています。

サプリメントのすべてがいけないということではもちろんなく、安全で、ある程度効果のあるものもあるようです。最近では、**ある一定の効果が期待できるものとそうでないものを分けるような表示**が試みられてきています。ただいずれにせよ食品である以上、劇的な効果を望めるものではないので、多額に投資したり無理してたくさん飲んだりしてはいけません。

顔がむくんでいたら、まずは温めて血行促進。日頃から運動を

朝起きて、鏡を見たら、まぶたが腫れぼったくて、フェイスラインもなんだかぼんやり……。むくみは憂鬱《ゆううつ》なものですね。

顔がむくんだとき、ひきしめるために冷やす、冷水でパッティングするなどという声をよく聞きます。

でも実際には、冷やせばよいというものではありません。冷やすと何でも縮んで小さくなるというイメージを持つ人が多いですが、顔を冷やしても小さくはなりません。

むくみの原因は、皮膚の下にたまった余分な水分、すなわちリンパです。それを追い出すためには、**血行をよくして、血液にのせて流してしまう**しかありません。

温かいほうが血行はよくなるので、冷やすよりむしろ温めるほうがむくみ対策としては有効です。**熱すぎない程度のホットタオル**などを顔にのせて、温めてみましょう。

ホットタオルと冷たいタオルを交互に当てるとさらに血行がよくなりますが、やりすぎると毛細血管がひらいて赤ら顔になるので気をつけて。

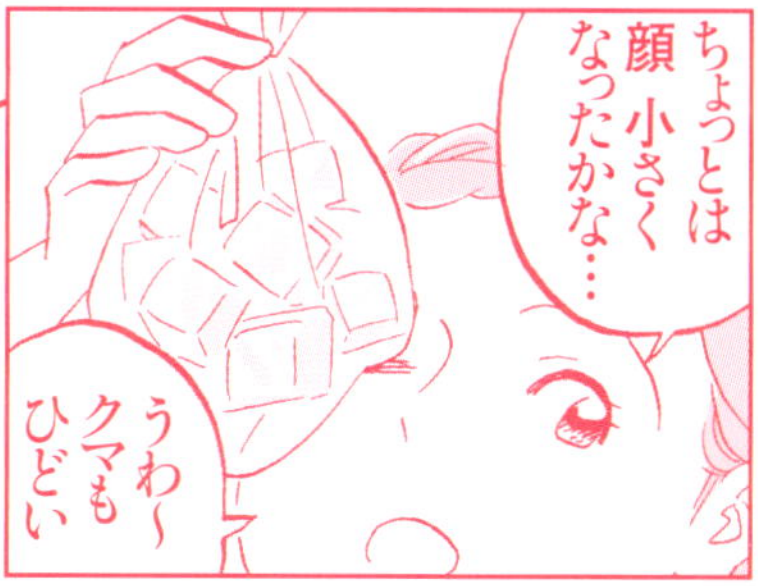
ちょっとは顔小さくなったかな…
うわ～クマもひどい

NG! 12

顔がむくんだとき、冷やしても小さくはなりません。冷やすより温めるほうが有効。

また、むくみはもちろん顔だけでなく全身的に起こるもの。顔がむくんでいるときは、**全身に余分な水分がたまっているのです**。

むくみの原因となるのは**塩分、アルコール、疲労、運動不足など**です。

思い当たる人は改めてみましょう。

また、生理前にむくむ人は五苓散《ごれいさん》という漢方が有効なこともあるので、漢方を扱う病院で相談してみましょう。

即効ケアだけに頼るのでなく、日頃からむくまない体作りを心がけて。

目の下のクマ。まずは種類を見分けて、対策を

クマとみなさんが呼ぶものには、大きく分けて3種類あります。

①青グマ……本当の意味でのクマ。皮膚の下の血液が青く透けて見えるものです。冷え性で血行が悪い人、色白の人に多く、子供のときから見られます。

②茶グマ……目の下のシミがクマのように見えるもの。

③黒グマ……加齢で下まぶたの皮膚がたるんで影ができ、クマのように見えるもの。

実際に多いのは、圧倒的に③です。見分け方は、鏡を持って天井のほうを向いてみて、クマが薄く見えるようならば③です。

対策としては、①・②はコンシーラーで隠れるはずなので、朝の即効ケアとしてはそれがベストでしょう。

③は影なので、**コンシーラーでは隠れない**厄介者。朝起きて黒グマが普段よりも濃く見えたなら、その**原因はむくみ**

です。朝のケアとしては、前項のむくみ対策を参照してください。また、目のまわりのむくみには、**ツボ押しも有効**。目のまわりの骨に沿って、心地よく感じられるところを指で軽く3秒ずつプッシュしていきましょう。

即効的にクマを薄くすることは難しいので、朝のケアだけでなく、**普段からのケアも取り入れることが大切**です。①の**青グマには、冷え性対策**。冷たいものを飲食しないこと、日々適度に運動することなどを心掛けましょう。

②の**茶グマは、目元をこするくせに注意**。こするとメラニンが増えて肌はくすんでしまいます。目がかゆいときに手でこする、アイメイクを落とす際にコットンでごしごしこするなどがNGです。まぶたが常にかゆい人は、皮膚科か眼科を受診して。

③の**黒グマ**は、加齢によるたるみなので、**コラーゲンを増やすためのケア**が必要。レチノールを含むアイクリームを夜のケアにプラスして。

化粧がしみるほど荒れた肌には、保湿クリーム+UV対策の白粉《おしろい》を

ひどい肌荒れの**応急処置**としては、まずは肌への負担を減らすために、**使用するアイテムを最小限**にしましょう。化粧水もしみる場合は化粧水を省き、洗顔後はクリームなどをつけます。

外出の際はその上から、紫外線対策のために白粉《おしろい》をはたきます。

帰宅時はクレンジングをせず、石鹸《せっけん》だけで洗顔します。白粉だけであれば石鹸で落ちますし、クレンジングを省くことで肌への負担をひとつ減らすことができます。

使うアイテムを最小限にし、スキンケアのステップをひとつでも減らすことで、肌を休めることが肌の回復につながります。汚れを落とす**洗顔**、保湿の**クリーム**、紫外線対策の**白粉**、この3つだけが、最低限必要なケアになります。

日本では、化粧水は肌にとって最も大切なものと思われており、化粧水をつけないことに抵抗を感じる女性が多いよう。しかし実際には、**化粧水を省いても、肌に影響はない**のです（P32参照）。

荒れてしまった肌には、化粧水はかえって刺激になることが多いので、思い切って省いて**クリームだけで保湿**します。クリームで膜《まく》をはることで、荒れた肌を守るのです。

ただしこれは、あくまでも応急処置。いつまでもクリームをつけ続けると、油分が過剰になり、ニキビを誘発することがあります。よって、肌が回復してきたら、徐々にもとのケアに戻していきます。

肌荒れを繰り返さないためには、日ごろのケアももちろん重要。

強いクレンジング料や日焼け止めなどが、肌荒れの原因になることが多いので、肌荒れしやすい人は、これらを見直しましょう（次項参照）。

粉をふくほど
乾燥した肌には、
シートパックよりもセラミドを

肌が乾燥して、粉をふき、メイクものらない……。

こんなとき、まず化粧水をたっぷりつけたり、コットンやシートに化粧水をふくませて肌に貼り付けたり、という即効ケアを行っている女性が多いよう。

しかし、その**化粧水が蒸発するときに肌の水分も奪い、かえって乾燥を悪化させることがある**ので要注意です。乾燥が激しいときは前項で述べたようにクリームだけをつけるか、クリームもしみてしまうほどひどい場合はワセリンをつけます。

スキンケアを正しく行う上で、肌の潤《うるお》いの仕組みを知ることはとても重要なこと。**肌の潤いのもと**となるのは化粧水の水分ではなく、**セラミドなどの保湿物質**。これが水分と結合することで、肌の水分が維持されているのです。

肌にはもともとセラミドがたくさんあるのですが、加齢とともに減少します。さらに間違ったスキンケアによって、セラミドが流れ出し、肌荒れの原因になります。

セラミドを奪ってしまうケアの中で多いものを順に挙げ

ます。

①強すぎるクレンジング料……スルッとメイクが落ちるものは洗浄力が強く、セラミドも溶かしてしまいます。オイルやリキッドタイプには強いものが多いので、クリームかジェルタイプの、洗浄力が弱めのものを選びましょう（P138参照）。

②日焼け止め下地……日焼け止めは肌に負担をかけやすく、毎日塗ると、肌が弱い人は肌荒れを起こしてセラミドが失われます。無理に日焼け止めを塗らなくても、パウダーファンデーションや白粉《おしろい》を塗っていれば、紫外線防御になり、そのほうが肌に負担をかけません。UV表示のないものでも、粉類はみな紫外線を反射します。

③その他……ブースター化粧品（浸透を高めるため、ケアのはじめに使うアイテム）、コットンでふき取るタイプのもの、スクラブ、ゴマージュなどが肌を乾燥させます。

気になる毛穴。メイクは薄めで、足していくのが長時間キレイのコツ

朝のメイクのときに、毛穴が目立って気になることがありますね。毛穴用下地もありますが、これも使うのはなかなか難しいようです。毛穴用下地は毛穴を埋めて目立たなくするもので、粉と、それを密着させるシリコンなどを含みます。

しかしどんなに埋めても、皮脂が出れば必ずくずれてきて、かえって毛穴が目立つことになりかねません。毛穴が目立つ肌は、オイリーなタイプが多いもの。そういう意味でも、**皮脂くずれを計算にいれなければ**なりません。

メイクは基本的に、厚く塗るほどどくずれたときの修正が難しくなります。よって、短時間ならまだしも、半日以上メイクして過ごすときは、毛穴用下地は控えましょう。思い切って**薄めに仕上げて途中で直していく**ほうが、長時間きれいでいられます。

毛穴を目立たせないメイクのための、具体的なステップをご紹介します。

まず、洗顔後、**ビタミンC誘導体配合の化粧水**をつけます。これが皮脂を抑える働きをします。保湿のために化粧水は必要

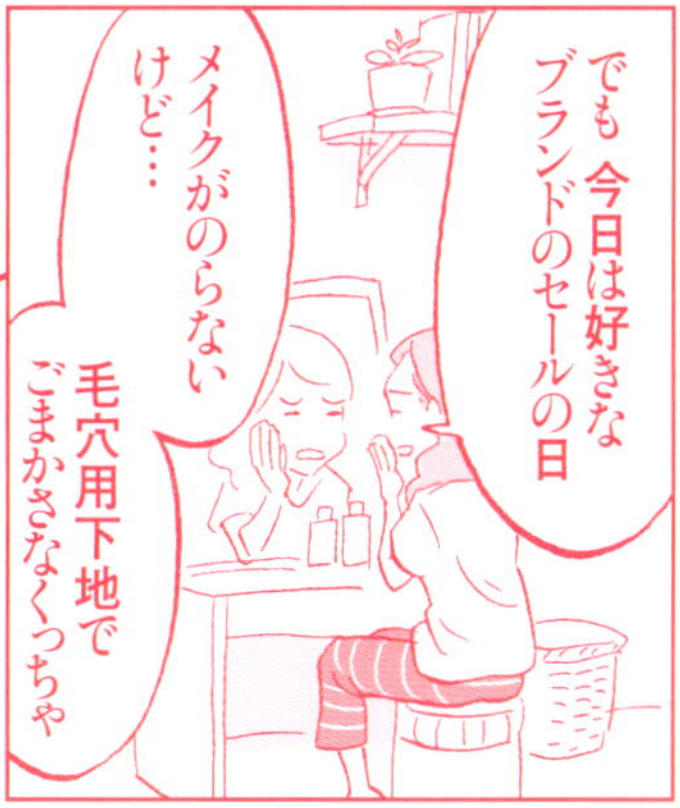
でも 今日は好きなブランドのセールの日
メイクがのらないけど…
毛穴用下地でごまかさなくっちゃ

NG! 13

毛穴用下地でどんなに埋めても、皮脂が出れば必ずくずれてきて、かえって毛穴が目立つことになりかねません。

とはいえませんが（P32参照）、ビタミンCのような水溶性の美肌成分を届けるためには化粧水で取り入れるのがベストです。

次に、**保湿美容液**をつけます（肌にある程度水分がないと、余計に皮脂だけが浮いてメイクくずれの原因になります。脂性肌でも、保湿は重要です）。

そこで、下地クリームは省いて**固形の練り状ファンデーション**を薄くつけ、さらに**白粉**で押さえます。練り状のタイプは普通のパウダーファンデーションよりもくずれにくいのでおすすめです。白粉は**余分な皮脂**を吸着して、メイクくずれを防ぎます。時間がたって皮脂が出てきたら、**脂とり紙**で押さえて、**白粉**を重ねます。

ファンデーションや白粉の選び方もポイントです。ものによって仕上がりの美しさがまったく違ってくるので、妥協しないで探しましょう。

ポイントメイクをはっきり仕上げて、そちらに視線をそらすことも忘れずに。

荒れた唇には、ワセリン＋ラップで即効ケア

唇が乾燥して、皮がめくれていると、口紅もうまくのらずに困ってしまいます。

でも、**皮をむしるのは絶対にNG**。裂けて血が出たり、そこからシミができたりすることがあります。

唇が荒れたときのケアは、どうしたらよいのでしょう。

まず、朝の即効ケアとしては、**ワセリンをたっぷり塗って、ラップをして数分おいてみましょう**（ラップの真ん中には空気穴をあけておきましょう）。ふやけたところで、浮き上がった皮を、こすらずにそうっと取ります。乾いたまま皮をむしるよりも、ダメージが少なくてすみます。

ただし、**取りすぎには注意**。全部こすり取ったりすると、必要な皮膚まで取れてしまいます。すると、取れすぎたところを修復しようとして奥から皮膚が急速に上がってきて、数日後にまたむけ始めてしまうのです。これは唇に限らず、顔の皮膚が乾いて粉をふいたときなども同様。こすり取ると、**数日後に余計にめくれてきてしまいます**。皮がめくれたときは、保湿をして触らないようにするのが賢明です。

また、**普段から唇が荒れないようにケアすること**も大事です。普通の肌荒れと同じく、寝不足や食事の偏りは、唇を荒らす原因になります。緑黄色野菜を多めにとり、甘いものや刺激物は控えましょう。

唇の皮膚は薄いので、**外的刺激によっても荒れやすい**もの。クレンジング料や洗顔料などがつかないように気をつけましょう。化粧水などを唇にもつける人がいますが、それはおすすめできません。唇にはリップクリームを塗りましょう。それでも乾燥する場合はワセリンをたっぷり塗って寝るとよいでしょう。**蜂蜜は粘膜の荒れを改善する**ので、ワセリンと蜂蜜を半々に混ぜて塗ることも試してみて。

リップグロスは刺激があるので、荒れているときは控えましょう。口紅は、**敏感肌用のもの**であればさほど刺激にはならず、また**紫外線対策のためにも必要**です。

飲みすぎた翌朝には、休養と抗酸化物質を

飲みすぎた翌朝、むくんで目の下にクマができ、メイクのりが悪い……。どうしたらよいのでしょう。

医学的にいうと、即効的に帳消しにする方法はありません。少しでも……という人のために、飲みすぎのとき、人の体はどうなっているのかを考えてみましょう。

まず、気になるのは**むくみ**です。**アルコールは、体内で分解されるときに水を必要とする**ので、体に水を呼び込んでしまいます。それがむくみの原因です。また飲み会のときに**塩辛いもの**を食べてしまうと、もちろんそれもむくみの原因になります。

つまり、**アルコールと塩分が体内で代謝・排泄《はいせつ》されるまで**は、本当の意味ではむくみはひきません。化粧品などで顔をひきしめようとしても、全身のむくみがひかない限りは難しいでしょう。

クマが目立つのも、むくみによることが多いのです。下まぶたがむくんで影ができ、クマに見えてしまいます。

飲みすぎたときは、肝臓に負担がかかっています。早く

回復するためには、安静が一番です。つまり、**必要以上に動き回らない**こと。出かけるギリギリまで、ベッドでじっとしているほうがよいのです。肝臓の機能を助けるために、**ウコンや、青汁などの抗酸化作用があるもの**を摂取するのもよいでしょう。

クマは、**ホットタオル**で温めたり、**ツボ押し**をして血行を促すと、多少は早くひいていきます（P48、50参照）。

また、肌がくすんでメイクのりが悪い場合は、軽いピーリングをすると、くすみをごまかすことができます（次項参照）。

ただし、忘れてはいけません。自分のペースを守って、後悔しない程度にお酒をたしなむのが大人の女性ですね。

寝不足は肌の致命傷に。ピーリングで応急ケアを

遅く帰宅してメイクしたまま寝てしまい、次の日**ニキビが悪化した、肌がカサカサになって荒れた**、などという話をよく聞きます。

これはメイクをつけっぱなしにしたことよりも、**寝不足による影響**のほうがはるかに大きいです。

人間の肌は寝ているあいだに再生します（P184参照）。睡眠に入ると、脳に集まっていた血液が肌や内臓にまわり、酸素と栄養が送られるので、そこで**1日分の組織の修復や再生**が行われます。寝不足だと肌の再生が妨げられるので、肌はくすみ、メイクのりが悪くなります。

朝、起きてからの即効的なケアというのも難しいのですが、**くすみを取るためのピーリング**で、くすみとメイクのりが改善することがあります。

ピーリング化粧品は、**洗い流すタイプ**がベスト。ふき取りタイプやゴマージュなどの消しゴムかすのようにこすり取るタイプは、こする刺激が肌を傷めます。**ミルクかジェルタ**

イプで、塗って洗い流すだけのものが肌にやさしくおすすめです。洗顔後に軽くピーリングをして、しっかり保湿してメイクします。**メイクは軽め**のほうが、かえって肌荒れを目立たせません。

乾燥が目立つときは、**保湿パック**をしてみましょう。化粧水のシートパックなどではあまり効果が持続しないので、**クリームマスクなどの、厚く塗って時間をおいて流すようなもの**がよいでしょう。

また、寝不足で**ニキビが悪化**する人がいますが、これは体の免疫が下がるためです。ニキビだけでなくものもらいや口内炎ができやすくなる、風邪をひきやすくなるなど、寝不足になると、菌に対する抵抗力が低下します。これらは即効的に解決する方法はないので、体の黄色信号ととらえて、休養するしかありません。

手先こそ、美意識の見せどころ。たゆまぬケアを

「ガサガサの手でストッキングが伝線！」などと、手荒れに悩む女性は多いもの。手荒れ対策は、日ごろのケアが一番大切です。

まずは、**洗剤を触らないように注意**して。お皿1枚洗うにも、必ずゴム手袋を使いましょう。ゴムの刺激でかゆくなる人は、裏に綿が張ってあるゴム手袋を使うか、それでもだめな場合は綿の手袋と重ねましょう。

野菜のアクや泥も手を荒らすので、**野菜を洗うときにも薄いビニール手袋を使う**となおよいでしょう。

調理の際は、手が濡れたら**まめにタオルで**ふきましょう。濡れたまま作業をしていると、手から水分が蒸発し、そのとき一緒に肌の潤《うるお》いもうばってしまいます。

水仕事がひと段落したら、**必ずハンドクリーム**を。

ハンドクリームの選び方によっても、手荒れの治り方はまったく違ってきます。一度つけたら、次に手を洗うまで**潤いが持続するもの**を選びましょう。時間がたつと乾いてきてしまうものはNGです。

寝る前は、**ハンドクリームをたっぷり塗って指先までマッサージ**してみましょう。指先の血行が悪いことも、手荒れの原因になるからです。

寝るときに手袋をしたほうがよいかという話がよくありますが、**手袋は安眠をさまたげる**ことがあります。人間は寝ているとき、手足から体温を放熱することで熟睡できるようになっています。それをさまたげると、**気づかないうちに睡眠が浅くなる**ことがあるのです。クリームを普段よりたっぷり塗れば、手袋はしなくともよいでしょう。

手を美しく保つためには、何より日ごろの地道な努力が大切です。しかし自分でケアしていても、指先が割れて血が出る、かゆくてかいてしまうなどの場合は、皮膚科を受診したほうがよいでしょう。

美爪の敵は洗剤、貧血、間違ったネイルケア、冷え性

健康な爪を育てるには、まず、爪の基本構造を知りましょう。

①爪はタンパク質……爪はカルシウム？という人がときどきいますが、爪は皮膚と同じケラチンタンパクです。では、タンパク質を多く摂ると爪が丈夫になるかというと、そう単純にはいきません。ただし、極端なダイエットでベジタリアンのような生活をして、栄養失調になると爪がもろくなることはあります。

②爪は根元で作られる……爪の付け根の部分に爪母《そうぼ》細胞という、髪の毛でいう毛根の部分があり、そこで爪は作られ、伸びていきます。よって、ここを傷つけると変形した爪が生えてきます。甘皮をいじりすぎたり、洗剤を触って爪のまわりが荒れたりすると、ぼこぼことへこんだ爪が生えてきます。

③爪は生きた組織ではない……爪には神経も血管もなく、ただのタンパク質の線維の塊です。よって髪の毛と同じで切っても痛くないし、血も出ません。しかし、生きた組織でな

いので、傷ついたり変形したりすると、自力で回復することはありません。枝毛になった髪が自然にくっつくことはないのと同じです。

④爪が薄くもろくなるのは老化……爪は皮膚と同様に老化します。加齢で皮膚が薄くなるように、爪も薄く弱くなります。よって以前より欠けやすくなったり、ちょっと水仕事をするだけで二枚爪になったりすることもあります。また爪に縦線が入るのは爪のシワです。

以上が基本構造です。また、冷え性で指先の血行が悪いと爪に栄養がいきわたらないので、**ハンドクリームをつけて爪の根元をマッサージ**するとよいでしょう。

爪にオイルを塗って保湿するという方法がありますが、生きた組織ではないので、爪そのものをケアしてもあまり有効ではなく、根元をケアするほうがよいのです。また貧血だと爪が弱くなるので、**鉄分を豊富**に摂りましょう。

ネイルアート。伸ばしすぎると爪がはがれたり、菌が繁殖したりするもとに

ネイルアートが盛んです。でも、トラブルが多発していることも事実です。どんなトラブルがあるかを知って、安全にネイルアートを楽しみましょう。

①爪の剥離《はくり》……爪が皮膚からはがれて、白く見えるようになること。ネイルアートをする場合、どうしても爪を伸ばすことになり、引っかかりやすくなります。常に引っかかるような力がかかることで爪が皮膚から浮き上がって、爪の下に空気が入るために白く見えてしまうのです。そこにさらに石鹸《せっけん》などが入って残るために皮膚が荒れはじめ、より浮き上がってしまうこともあります。初期であれば、伸ばすのをやめると治りますが、慢性化すると治らなくなります。

②二枚爪……エナメルやジェルネイルを塗ったりそれをリムーバーで落としたりということを繰り返すと、爪が薄くなってきます。すると爪の先端から薄く2枚にはがれ、二枚爪と呼ばれるような状態になることがあります。はがれたところを透明マニキュアなどでかためて、生え変わるのを

待つしか方法がありません。

③グリーンネイル……爪の下が緑色に変色するもの。爪を伸ばしてジェルネイルなどを塗ると、手を洗った後に爪の下が乾きにくくなります。いつも湿った状態になると、そこに湿気を好む緑膿菌《りょくのうきん》という菌が繁殖して緑色になってしまうのです。家の水場や沼地などにも繁殖する、環境中にいる菌ですが、そのまま調理などすることは不衛生になります。赤ちゃんや病人がいる家庭では特に気をつけましょう。消毒したり薬をつけても、爪の一番奥までは薬が届かないので、確実な治療はなく、アートをやめて爪を短くし、生え変わるのを待つことになります。

④変形……甘皮を強く押しすぎると、へこんだ爪が生えることがあります。

爪トラブルは薬では治らないことが多いので、自分で予防することが大切です。

Part 2

美白を守る **おでかけ中**のスキンケア

日焼け止めは、数値が高ければ安心というわけではない

シミを防ぐには、まず日焼け止め。そう思う人が多いでしょう。まずは、日焼け止めの知識を持ちましょう。日焼け止めには2種類の数値が記載されています。

①SPF……紫外線B波を防ぐ効果を示す数値。皮膚が赤くなるほどの日焼けを起こすまでの時間を何倍にのばせるかを表す。1～50＋で表示される（50倍以上は50＋と記載される）。

②PA……紫外線A波を防ぐ効果を示す数値。A波によるサンタン（黒くなること）を起こすまでの時間をどの程度のばせるかを表す。＋～＋＋＋＋の4段階で表示。

数値が高いものを塗っていれば安心と思う人が多いですが、そこが落とし穴。**日焼け止めの効果は、塗る量によってかわってきます**。数値通りの効果を得るためには、**顔全体でパール2粒分くらいの量が必要**で、塗る量がその半分になると効果は4分の1にまで下がります。実際には必要量の3～4分の1しか塗っていない人がほとんどで、それでは効

春夏秋冬
紫外線対策は怠りません

SPFもPAもとにかく
数値が高いものを
選んでいるから安心です

NG!
4

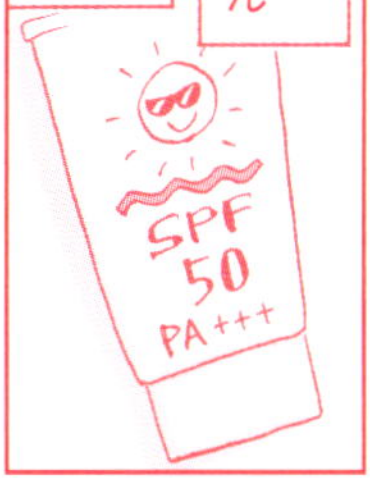

数値が高いものを塗っていれば安心と思う人が多いですが、そこが落とし穴。規定の量を塗らないと、日焼け止めの効果は半減。

果は10分の1以下になります。この事実を知らないために、**日焼け止めを過信してしまい、シミができる人**が多いのです。

　また、規定通りの量を塗っても、2時間おきくらいに塗り直しをしないと効果は下がっていきます。2時間おきにパール2粒分ずつも塗ると、顔がべたべたになってしまいますし、現実的な話ではありません。

　結論として、**日焼け止めに頼らない紫外線対策**を考えたほうが賢明です。顔はパウダーファンデーションを塗れば、粉が物理的に紫外線を反射します。体は衣類で隠すのがベスト。ニットは紫外線を通すので、ジャケットなどをはおるとよいのです。デコルテはストールを巻き、手はUV手袋をします。

　日焼け止めは塗ってもよいですが、あくまで補助的なものと考えて。また、日焼け止めで肌が荒れたり乾燥したりする人は、無理に塗らないほうがよいでしょう。

サングラスは白内障《はくないしょう》予防などのため、薄色でカーブのあるものを

目からも紫外線が入るから、サングラスをしたほうがよいという話があります。

これは本当のことで、**目が紫外線を受けるとその刺激が脳に伝わり、メラニンをより活発に作りだしてしまう**といわれます。

紫外線は肌に有害なので、「紫外線が強くなった」ということを脳に伝えて体がそれを防御するためのシステムを稼働させるという、理にかなったしくみといえるでしょう。

また、サングラスは、色の濃いものよりも色がほとんどないか無色のもののほうがよいといわれます。色が濃いものをかけると、まわりが暗く見えるため瞳孔《どうこう》がひらいてしまい、より瞳が紫外線を吸収してしまうのです。

色が濃いもののほうがきちんと紫外線をカットしてくれると思っている人がいますがそれは間違いです。最近はレンズが進歩していて、色のないものでも、十分に紫外線をカットします。**色のあまりないもので、サイドからの光も遮断するような少しカーブのあるもの**がサングラスとしてベス

トです。

ただし、シミができるかどうかはやはり、直接の紫外線対策をどれだけ丁寧にできるかにかかっています。つまり**顔であればパウダーファンデーションをきちんと塗る、体であれば衣類でガードする**ということが最重要であり、それに比べればその他の要素は小さなものです。ファンデーションをきちんと塗っていないのに、サングラスは無色がいいかなどと気にする人がいますが、それはナンセンスでしょう。

サングラスは大切ですが、それは肌よりもむしろ**目の保護のため**と考えて。目が紫外線を受けると、白内障《はくないしょう》や翼状《よくじょう》片《へん》などさまざまな目の病気の原因になります。シミどころの話ではありません。シミを気にしていない人でも、日差しの強いところではサングラスを使用しましょう。

ボディのシミ予防のためには衣類で紫外線を完全ガード

「通勤のときの紫外線対策は、どこまでするのがベスト？」こういう質問をよく受けます。しかし、正解はどこにもありません。どこまでするかはその人の価値観で決まるものだからです。男女問わず誰でもシミは作りたくないですが、シミを防ごうと思えば、そのために犠牲にするものも当然でてきます。

万全を期すならば、日傘はもちろん、顔はパウダーファンデーション、大きめのサングラス、ボディは長袖ジャケット、ストール、UV手袋……というスタイルになります。本人も暑いですが、見た目にも涼しげとはいえません。もちろん、**曇りの日も、また夏だけでなく年間通しての防御が必要**です。そこまでできないという人は、ストールと手袋は省略するなど、自分で調節することになります。しかし、その分、シミのリスクは高くなります。

日焼け止めを塗るだけでは、紫外線対策は万全とはいえません。完璧ブロックのためには、どうしても、物理的に遮断する必要があります。つまり**顔はファンデーション、体**

は衣類が必要です。夏に普通にTシャツで歩けば、40代に入った頃には必ず肩や腕、デコルテあたりにシミはできてきます。薄い夏服はほとんど、紫外線を通します。日傘と日焼け止めでは、完全なブロックはできません。

またUV手袋をしなければ、手の甲にもシミができます。ボディの皮膚は厚いので、顔のシミと違って、美白コスメでもレーザーでも非常に取れづらくなります。

光あるところに紫外線は存在し、その影響は肌の奥に蓄積し、遅かれ早かれシミとなって現れます。もちろんシミを気にしない人もいますし、それはそれでもよいのです。ファッション性や快適性と、白肌とどちらが大切か……それは自分で決めることです。ただし、火ぶくれになるほど焼くのは厳禁。火ぶくれを5回経験すると、皮膚ガンのリスクが跳ね上がるといわれます。海や山へ出かけるときは、誰しも紫外線対策を。

ビタミンD合成のために、ある程度の日光浴を

紫外線を浴びるメリットとして、**「骨を丈夫にする」**と聞いたことがある人が多いでしょう。紫外線を受けると皮膚の中でビタミンDが作られ、カルシウムが骨に沈着することを助けます。ただ、そのために必要とされる紫外線はわずかな量です。**両手のひらくらいの面積で1日20分くらい紫外線に当たれば、1日分のビタミンDが作られる**といいます。

したがって、ビタミンDは通常の生活ではあまり不足することはないのですが、以下のような場合にはよりいっそうビタミンD不足への注意が必要です。

①極端な紫外線対策……美白ブームで、過剰な紫外線対策をする女性が増えています。毎日、全身防御をしている人は、注意して。顔や手はきちんと覆っても脚は少し日に当てるなど、ある程度は紫外線を浴びる工夫が必要です。

②妊娠中……赤ちゃんの骨を作るためにビタミンDが必要です。また、授乳中も同様。

③成長期の子供……骨が伸びていくためにビタミンDが必要。

最近は子供を公園で遊ばせない親御さんが増えていますが、子供は1日最低20分くらい、外で動いたほうがよいのです。子供のころに浴びた紫外線も将来のシミの原因になるといいますが、子供は回復力も高いので、中学生くらいまではあまり日焼けに神経質にならなくてもよいでしょう。

子供に日焼け止めを塗ることにもマイナス面があります。日焼け止めは皮膚から吸収され、その量が多いと人体に無害とはいえません。子供の皮膚は薄く、ものを吸収しやすいので、広範囲に毎日のように日焼け止めを塗ることはおすすめできません。日焼け止めをたくさん塗ると、その成分が尿から検出されるほどになります。シミよりも、健康第一であるのはいうまでもありません。

④高齢者……ビタミンDは大腸がんなどいくつかのがんを防ぐ作用があることが最近いわれています。1日20～30分程度の散歩を楽しみましょう。

運動をすると血行がよくなり肌も明るく輝く

運動を常に心がけることは重要です。普通の生活をしていると、知らないうちに筋肉は毎年1％前後減っていきます。筋肉が衰えると、代謝が下がって冷え性になったり、むくんだり太りやすくなったりします。筋肉が減少してその分脂肪に変わるので、体重は変わらず知らないうちに肥満になるという現象が最近注目され、サルコペニアと呼ばれています。

通勤のときは、**フラットな靴をはいて、少し速足で**歩きましょう。「通勤のときに30分くらい歩いているから、運動はしていると思う」という人が多いですが、**あまりゆっくりした歩行は運動になりません**。また、ヒールのある靴など歩きにくい靴で歩くと、足腰を痛めるので、逆効果です。走れるくらいフィットした靴で歩くことが大事です。また駅では階段を使い、電車では立つようにします。これだけでも、何もしないのとは大違いです。

さらに工夫をしてみましょう。車内でつり革につかまったら、かかとを少し上げ、ゆっくり下ろす。これを繰り返すと、脚のエクササイズになります。両足は肩幅より少し狭いくらいにひらき、おへその下に力を入れ、腰をそらさないように気をつけて。

通勤のときの工夫も大事ですが、それだけで十分な運動量とまではなかなかいきません。家でスクワットや腕立て伏せなどのエクササイズをしたり、休みの日にはジョギングなどの、もう少し強度の高い運動をしましょう。エクササイズをすると、ダイエットに有効なだけでなく、血行がよくなり、肌も明るく輝きます。

最近、ヨガをする人が多いですが、ヨガは筋力アップにはあまり有効とはいえません。息が切れるような運動を取り入れることがおすすめです。

睡眠と食事と運動が健康の三本柱。これは美容の三本柱でもあるのです。

丹田《たんでん》を意識したウォーキングで、すらっと美人に

通勤の時など、**歩くときは常に正しく美しい姿勢で**歩きましょう。それによって、筋肉の付き方が変わり、ボディラインも違ってくるからです。

おへそから指3本分くらい下の部分を丹田《たんでん》と呼びます。ここが体の屋台骨と覚えてください。歩くときは、**ここに棒が通っているような意識**で、まっすぐに足を運びます。

肩はひらいて力を抜き、丹田に軽く力を入れて、上半身を丹田の上に乗せるように意識します。丹田に力を入れることで、あごが前に突き出したり腰がそってお尻が突き出すことを防げるはずです。お尻の穴も閉めるように意識して。

正しい姿勢で立ったら、足をまっすぐ前に運び、かかとから着地します。足の裏で、体重が後ろから前に移動することを感じながら、次の足を出します。モデルのように一直線上を歩くのでなく、まっすぐ前に足を運びます。足の指で地面をけることをイメージできるとなおよいでしょう。足の指が上に反ったような歩き方は、開張足《かいちょうそく》（P86参照）など足の変形を招きます。

丹田を意識することを忘れなければ、全体の姿勢が維持できるはず。

そうすると、体の中心部分に力が集まり、体幹部の筋肉を使うので、お腹が引き締まり、脚のラインも美しくなります。

体幹に力を入れずにズタズタ歩いていると、腹筋が弱ってお腹がぽこんと飛び出し、お尻が外側に開いて脚が太くなりがちです。

毎日の通勤も、美しくなるための時間と思うと、得した気分で楽しくなるはず。足取り軽く、美しく歩いてください。

電車でも、歩きながらも…。スマホ依存症は、肌も心もむしばんでいく

スマホ中毒の人が増えています。しかし、本当にそんなに長時間、スマホを見ている必要があるのでしょうか。**なんとなく、電車などに乗るとスマホを出すくせがついている**だけという人もいるのではないでしょうか。

日本では携帯電話が93年頃から普及し、2008年にiPhoneが発売されました。そこから急成長をとげたわけですが、それ以前は携帯なしで生活していたわけです。では、93年以前がとても不便だったかというと、決してそんなことはありません。電車の中ではみな、本を読んだり音楽を聴いたりして過ごしていました。

スマホは明らかな依存症を引き起こします。その依存がどれだけ人間の脳に悪影響を与えるか。それは、計り知れないものがあるといわれています。人類史上、初めてのケースなので、私たちが実験台になっているようなものです。

最近、**やたらとイライラしたり、眠れなくなったり、または無気力になったり**していませんか。スマホを長時間触る人には、似た症状が出ることが報告されています。

画面をタッチすればパッと作動するのに慣れると、画面の動きが0コンマ数秒遅れただけで、イラッとしてしまうようになるのです。しかし人間の脳は、そのような秒単位の動きを刻むようには作られていません。人類400万年の歴史の中で、太陽の動きとともに生きることに適合してきた脳のリズムは、そう簡単に変えられないのです。脳に無理を強《し》いれば、どこかにひずみが出るのは当然のこと。

スマホを見る時間を極力減らし、人間らしい生活をしましょう。電車の外の、景色のうつろいに目をやり、もしくは、目を閉じて、瞑想《めいそう》してみてはいかがでしょう。

毎日夢中になってスマホの画面を追っていると、目はうつろ、**クマも目立ってしまいます**。休みの日は**自然に触れて、ゆっくりした時間を**過ごしましょう。きっと心のくすみが取れて、目に輝きが戻ってくるはずです。

足の甲がフィットする靴で、軽やかに歩こう

「足にウオノメができてしまって痛い……」という人へ。
ウオノメは、皮膚の中にかたい芯のようなものができ、当たると痛みを発するものです。タコとの違いは、タコは上に向かって皮膚が厚くなっていくのに対し、ウオノメは皮膚に根が下りるように奥に入っていくので、痛むのです。

ウオノメができる原因は骨の変形。靴が合っていないために、足の骨が変形して、骨の一部が飛び出してしまい、そこが強く当たって痛むのです。この痛みは深刻で、また自分で努力しないと治らない厄介者です。

骨の変形の中でも多くみられるのは開張足《かいちょうそく》。足の骨には縦のアーチと横のアーチがあります。親指の付け根から小指に向かって並ぶ足の骨が、横アーチを作っていて、5本の指に体重を分散して受けています。その横アーチが変形して平らにつぶれ、さらに反対向き（上向き）にそってしまうのが開張足です。横アーチが逆そりになることで人差し指の付け根が飛び出して、そこにウオノメができます。さらに、開張足は外反母趾《がいはんぼし》を招き、指と指が強く当たるのでそこに

もウオノメができます。

開張足や外反母趾の原因には、**とがったヒールの高い靴もありますが、反対にゆるすぎる靴も原因となることがあります**。靴がゆるいと、歩くときに靴の中で足が前後にずれます。すると靴に指が強く当たり、つぶされて開張足や外反母趾になるのです。

靴は、足の甲がフィットするものがベスト。足の甲の部分で体重を支え、指先にあまり負荷がかからないようにするのがよいのです。

足に痛みを抱える方はつい、ゆるい靴を選びがちですが、それが逆に落とし穴です。日常にはく靴は、**足の甲まで覆うローファー型か、ひも靴がベスト**。ひも靴の場合は、はくたびに毎回ひもをキュッと結んで、足の甲にフィットさせましょう。どうしてもパンプスをはきたい場合は、極力、足の甲まで覆うデザインを。

時間がたった汗がにおいのもと。まめにふけば問題ナシ

汗をかくと、におうのではないかと思って心配する人が多いようですが、実際は汗っかきだからにおうというものではありません。

まず、汗の種類を知りましょう。汗を出す汗腺《かんせん》には、以下の2種類があります。

①エクリン汗腺（小汗腺）……全身に分布し、暑いときや緊張したときに汗を出します。この汗腺が活発だと汗っかきになります。汗は、手のひら・足の裏に最も多く、次いで頭と額、また、関節では曲げたとき内側になるほうに多く出ます。

②アポクリン汗腺（大汗腺）……脇、おへそ、耳、乳輪、陰部に分布します。アポクリン汗腺の働きには個人差が大きく、これが活発に働くとワキガになります。ワキガ体質の人は、白い洋服を着ていると脇の下が黄色くなる、また、耳垢がしっとりしているという特徴があります。ワキガ体質は、遺伝によるものです。

汗っかきといわれる人は、エクリン汗腺が活発な人ですが、エクリン汗腺から出る汗は無臭です。よって、**汗っかきだからにおうというのは間違い**です。サウナなどでみな滝のように汗をかいているのはエクリン汗腺の汗なので、サウナ室はにおいません。

アポクリン汗腺の汗も、分泌されたときは実は無臭なのですが、時間がたってそこに雑菌が繁殖すると、におうことがあります。よって、ワキガ体質の人は**まめにふくようにすると、かなりにおいを防げます**。最近では除菌効果のある制汗剤も売られているので、試してみましょう。脇の毛を短く処理することも大切です。毛に汗がこもると、におうからです。

汗くさいという言葉がありますが、汗は実は無臭。体臭の原因になるのは汗よりも皮脂です（次項参照）。

体臭が気になるなら、においの部分と原因別に、正しい対処を

自分がにおうのではないかと心配している人は多いようです。体臭の原因となるものには、①ワキガ（前項参照）、②足のにおい（P122参照）、③口臭、④皮脂といったものがあります。

④の皮脂は、空気中においておくと酸化されてにおいを発します。肉や魚は古くなるとにおいますが、これも脂の酸化によるもの。人間の皮脂も同様に、**動物性の脂なので、酸化されるとにおいます**。時間が経つと、におってくるので、その前に洗い流せばよいのです。

皮脂が多いのは**頭、顔、次いで背中と胸の真ん中**です。これらの部分をきちんと洗っておけば、におうことはありません。

しかし、**洗いすぎは禁物**。肌荒れを起こしては元も子もありません。皮脂が多い人は毎日洗ったほうがよいですが、少ない人は必ずしも毎日洗う必要はないでしょう。1日2回洗うなどという人もいますが、**体を洗うのは多くても1日1回にとどめましょう**（洗顔は1日2回が基本です）。体を洗うと

きは、背中や胸を毎日洗い、腕や脚は1日か2日おきにするなどメリハリをつけて。

皮脂の性質には、「女性より男性に多い」「思春期に最も多い」「女性では更年期頃から急激に減る」「冬よりも夏は1・5倍～2倍に増える」などがあります。もちろん体質によってもかなり違います。これらを考慮して、自分に合わせたペースで洗いましょう。

汗をかくとつい洗いたくなる人が多いようですが、汗はほとんどが水なので、石鹸《せっけん》でごしごし洗わなくても、お湯でさっと流すだけで十分落ちます。

Part 3

うるおいをキープする **お昼**のスキンケア

化粧水スプレーの水は蒸発する。セラミドで潤《うるお》いをキープ

オフィスなどではエアコンで肌が乾くから、化粧水やミネラルウォーターのスプレーをかけるという人がいますが、あまり有効ではありません。肌が乾燥したときに水を足しても、すぐに蒸発してしまうばかりか、そのとき**一緒に肌の潤《うるお》いもうばってしまいます**。

肌が乾燥するのはなぜか。肌の潤いをキープしているのはセラミドという物質です（P32参照）。セラミドが水と結合して肌の潤いを守っていますが、それが減ると水分が蒸発しやすくなり、肌が乾燥するのです。セラミドが肌にたくさんあれば、エアコンで湿度が下がっても水分は蒸発していきません。

間違ったスキンケアや不規則な生活などでセラミドが減ってしまうと乾燥肌になり、そうなった肌に**いくら水分を与えても、どんどん蒸発してしまう**のです。冬場の暖房のきいた室内では、洗濯物もよく乾きます。肌にいくらスプレーしても、その水は洗濯物の水分と同じで、空気中に蒸発していきます。

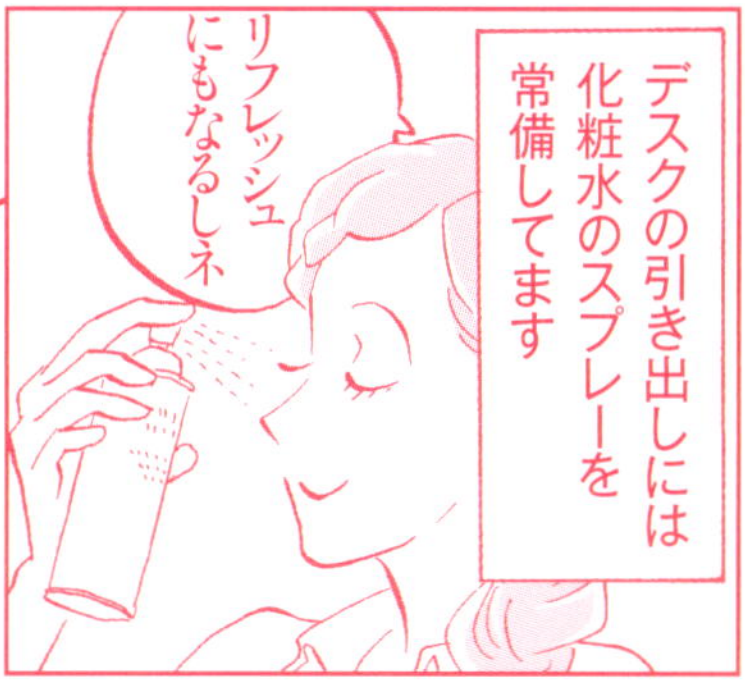
デスクの引き出しには
化粧水のスプレーを
常備してます
リフレッシュにもなるしネ

NG! 5

水を足してもすぐに蒸発し、一緒に肌の潤いも奪ってしまいます。

乾いた肌に必要なのは、水分そのものでなくセラミド。**セラミドを含む美容液を、朝、たっぷりつけることです**（P34参照）。セラミドがたっぷりあれば、**湿度が0%になっても肌の水分は蒸発しません**。日中、肌が乾燥したときにどうしたらよいかを考える前に、基本的には朝のケアをきちんとしましょう。そうすれば、日中、乾くことはないはずです。どうしても何か足したいときは、**スプレーでなく、保湿美容液**を使いましょう。手のひらに広げて、顔を包むようにそっと押し付けます。そうすればメイクが崩れることなく、潤いをチャージできます。

乾燥の原因はエアコンとよく言われますが、乾燥肌の原因は湿度でなくセラミド不足です。スキンケアを正しく行い、エアコンに負けない肌を作りましょう。そのためにはセラミドを含む美容液を使うこと、また、クレンジング料は強いものを避け、やさしく落とすことが大事です（P138参照）。

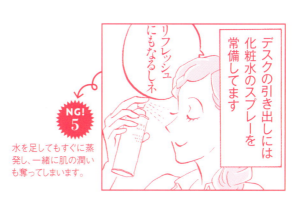

テカったら
皮脂を脂とり紙で取ることが、
毛穴のひらきを予防する

日中、皮脂が浮いて顔がテカってしまう場合は、脂とり紙でしっかり皮脂を取りましょう。皮脂を残すと、時間とともに酸化されて過酸化脂質に変わり、肌を刺激して老化させます。**毛穴まわりに皮脂が常にたまって肌を老化させることが、ひらき毛穴の最初のステップ**になっているといわれます。皮脂は極力取ったほうが、毛穴のひらきを防げます。

脂とり紙は皮脂を取りすぎるからよくないという人もいますが、脂とり紙で皮脂を全部取ることはできません。皮脂は単一の成分ではなく、いろいろなものが混じっています。分泌された皮脂は一部が液体、一部が個体のワックスのような状態で肌をコーティングしています。**脂とり紙を当てても個体の部分は取れないので、必要な分は肌に残るのです**。心配せずに脂とり紙を何枚も使って、取れるだけ皮脂を取りましょう。取った後は白粉《おしろい》で肌を押さえて、美しさをキープして。

脂とり紙の代わりにティッシュを使うという人がいますが、それはNG。**ティッシュの繊維は肌を刺激するので、脂**

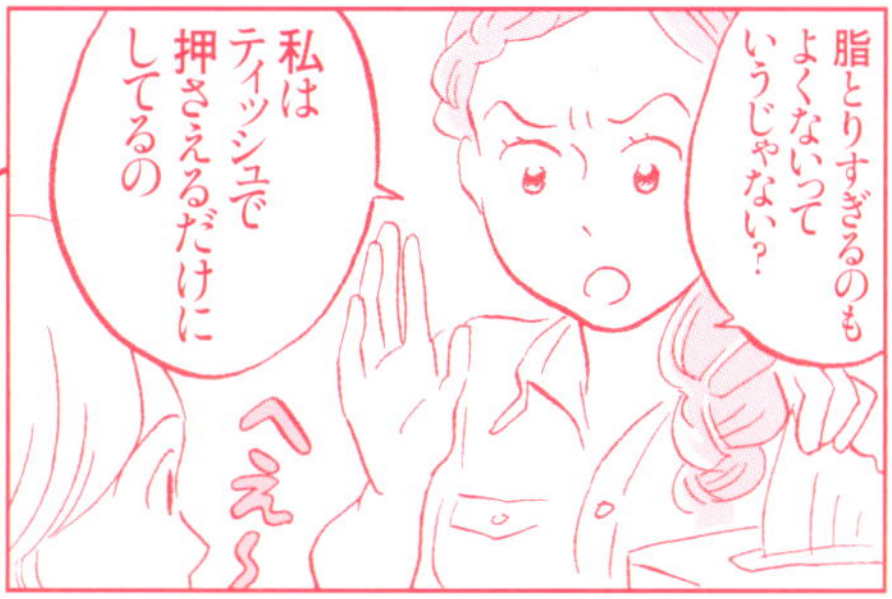
脂とりすぎるのもよくないっていうじゃない?
私はティッシュで押さえるだけにしてるの
へえ〜

NG! 6

ティッシュの繊維は肌を刺激するので、脂とり紙のほうがベター。

とり紙のほうがベターです。

脂とり紙の正しい使い方としては、肌に押し当てたら、紙の上で指でくるくると円を描くようにしてみましょう。こすると肌を傷めるので、押し当てて。

最近は脂とり紙の種類もいろいろ出ていますが、基本的には好みで選んでOKです。使い比べて、十分に皮脂が取れるものを選びましょう。また粉がついているものがありますが、これは粉が皮脂を吸ってかたまってしまうので、皮脂が多い人にはおすすめできません。**面倒でも脂とり紙でまず取ってから、白粉をつけましょう**。

皮脂がとても多いので昼間も洗顔するという人がいますが、かえって皮脂分泌が増えることがあるのでNG。脂性の人が頻繁に洗顔すると、皮脂腺が刺激されて働きがさらに活発になります。洗顔は1日2回とし、あとは脂とり紙を使いましょう。

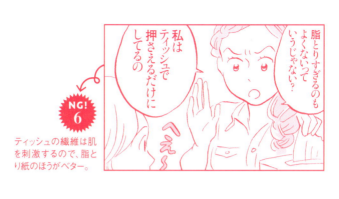

冷房で体が冷えたら、温かい飲み物や、ショウガを摂って、体内からも温めて

夏場に冷房が強い職場にいると、体が芯から冷えてしまいます。ひざ掛け、腹巻、人によっては温熱カイロを使ったり、足元に温風ヒーターを置くという人までいます。

そういう外側からの対策だけでなく、体の中からも対策を試みましょう。

まずは**冷たいものを飲食しないこと**。冷え性だといいながら、ランチタイムにアイスコーヒーを飲んだり、生野菜のサラダを食べたり、という人が多いようです。氷が入ったものを飲むと、胃の温度が戻るのには何時間もかかります。冷たいものを胃に入れてしまうと、氷まくらを抱えて職場に戻るようなもの。自然界では、氷が入ったようなものを飲むことはないので、**人間の体は外の温度にはある程度適応できても、中から冷やすことには適応できない**のです。

冷えると血行が悪くなり、だるさや頭痛、生理痛を起こしやすくもなります。夏でも、冷たいものは極力控えて。**飲み物は常温かホットにし、野菜はサラダでなく温野菜**を摂りましょう。さらに、**体を温める食べ物**として、ショウガや

ネギのほか、青魚、オリーブ油などの血液をサラサラにするものもおすすめです。

東洋医学では、食べ物を温性と寒性に分けます。温性つまり温める食べ物は、前述したもののほか、黒砂糖、エビ、ニラ、根菜、中国茶など。寒性の食べ物には白砂糖、かんきつ類、トマト、レタス、キュウリ、そば、緑茶など。寒性の食品をすべて避けるのではなく、温性と組み合わせてバランスをとりましょう。

日ごろから運動も心がけて。**筋肉が体温を生み出すので**、筋トレで適度な筋肉をつけましょう。速足のウォーキング、スクワット、腕立て伏せなど、手軽にできることを続けて行いましょう。デスクの下でかかとの上げ下げをするのも有効です。

冷え性対策というと、入浴を思い浮かべる人が多いですが、外から温めるだけでは根本解決にはなりません。自分の体で体温を生み出せるように努力しましょう。

水分の摂りすぎはNG。のどが渇いたときだけ温かいものを飲むこと

「水を1日2リットルくらい飲んだほうがよい」という話を聞いて、ペットボトルを手元に置いて、頻繁に飲んでいる人がいます。しかし、**水分の摂りすぎは、冷えやむくみの原因になります**。

水分をたくさん摂ると、ご存じのようにトイレが近くなります。水をたくさん飲んでも、余分な水分は尿になるから無害だなどとよくいいますが、尿を作るにも限界があります。**その限界を超えて飲んだ分は、体に残り、むくみに変わります**。むくむと、体内が常に水浸しの状態になるので、冷えやすくもなります。

では、正しい水分摂取はどうしたらよいのでしょう。正解は簡単。**のどが渇いたときだけ飲めばよいのです**。

人間の体内には、水分量を適正に維持するような仕組みが備わっています。脱水になると即、命に関わるので、のどが渇いたということを脳が感知すると、自然に水を飲みたい衝動にかられるのです。自然界の動物も、同じ。何も考えなくても、適度に水を飲んで、体内の水分を維持して

いますね。

のどが渇いてもいないのに水を飲むのは、自然の摂理に反しています。空腹でもないのに食べるのと同じで、体にとっては迷惑なこと。

よく、**水をたくさん飲むと毒素が洗い流されるなどといいますが、そういうことはありません。**鉛《なまり》などの重金属やダイオキシンなど、体内に蓄積する有害物質が毒素と呼ばれますが、これらは水溶性ではないので、水を飲んでも流れません。人間の体は排水管ではないので、水で洗い流せるほど単純ではないのです。

水を飲むと**代謝が上がるなどというい方もしますが、それも間違い**。代謝つまり基礎代謝は、筋肉をつけないと上がりません（次項参照）。

正しい水分摂取は、のどが渇いたときに温かいものをゆっくりと飲むことです。常にペットボトルを手元に置くと、余分に飲むくせがつくのでやめましょう。

やせるためには、汗出しよりも筋トレを

「汗をかかないから、代謝が悪くて太りやすい……」など、代謝がよい・悪いということを気にする女性が多いですが、代謝という言葉の意味をきちんと理解している人は少ないようです。ひと口に代謝といっても、種類があります。美容に関わる代謝の主なものを挙げてみます。

①エネルギー代謝……太る・やせるに関係するのはこれ。カロリーを燃焼して活動のためのエネルギーを生み出すことです。筋肉が多いほどエネルギー代謝が盛んで、太りにくくなります。

②水分代謝……飲んだ水を効率よく体内で利用し、汗や尿として排泄《はいせつ》すること。水分代謝が悪いとむくみやすくなります。

③肌代謝……肌の奥で新しい細胞が生まれ、古い細胞と生まれ変わること。ターンオーバーともいわれます。肌代謝は加齢とともに低下するので、適度にピーリングして代謝を維持することで、シミやシワを予防できます。

女性がよく言うフレーズに「私は汗をかかないから、代謝が悪くて太りやすい」というのがありますが、これは①と②を混同しているのです。**やせやすい体を作りたいならば、必要なのは汗をかく訓練ではなく筋トレです。**

また、汗を出すと肌もきれいになると思う人がいますが、これも間違い。汗は99%以上が水で、汗とともに毒素が出ることはなく、また、汗で毛穴が洗われるということもありません。汗腺と、毛穴すなわち皮脂腺は別の穴。**汗をかいても毛穴の掃除にはなりません。**毛穴の掃除をするのは難しいですが、ピーリング化粧品を使って週一度くらい軽いピーリングをすると、ある程度は角栓が小さくなります。

代謝というと汗を思い浮かべる人が多いですが、汗っかきの人が代謝がよいとか、太りにくいということはありません。半身浴などで汗を出しすぎると、どんどん汗っかきになり夏場に汗じみができて困ることがあるので、ほどほどにしましょう。

人間の理想の姿勢は「立ったときの姿勢」と心得て

パソコンに向かう作業が長いと、無理な姿勢が続くため、肩や首、腕などに負担がかかります。その結果、頭痛、ひどい肩こり、めまい、吐き気、不眠などから、自律神経失調症やうつのような症状まで引き起こすことがあります。

これらは、**マウス症候群**などと呼ばれ、最近注目されています。医学的にいうと肩鎖《けんさ》関節症、胸郭《きょうかく》出口症候群、ストレートネックなどを引き起こしていることが多いようです。

おおまかにいうと、前かがみの姿勢が首に負担をかけ、マウスを触るために利き手が中途半端な位置に固定されて肩に負担がかかり、さらにパソコンが体の真正面にないことが多いため全体が傾き、背骨や腰にも負担がかかるということです。

パソコンに向かうと、画面に気をとられているため、体に負担がかかっていることに気づかない人が多いのです。パソコン作業は力仕事でもないし、そんなに骨や筋肉に負担がかかるなどというイメージはないのですが、**長時間同じ姿勢をとるため、実際の負担はかなりのものです。**

試しにパソコンを置かずに、デスクでパソコンを触るときのポーズをとってみましょう。少し右に腰を傾け、右手をやや前方に浮かせるように突き出し、頭は前かがみで、画面を見るときのように若干あごを突き出します。そのまま数時間じっとしていることを想像してください。

人間は、立っているときの姿勢がベストです。上半身はその姿勢を極力維持した状態でデスクワークをしましょう。前傾にならないこと、パソコンは真正面に置くことが大事です。足を組んではいけません。

それでもどうしても、**多少の無理はかかるので、運動して直すように**しましょう。ゆがんだ骨をそのままにしておくと、ゆがみが固定されてしまいます。歩いていると正しい位置に戻ろうとするので、**週2回はスニーカーでのウォーキング**を心がけて。

美容のためには、肉よりも炭水化物を避けることでダイエット＆美肌

次の中で、肌とダイエットによいランチメニューはどれでしょう。

①シーフードスパゲティのサラダ添え
②ツナとトマト、オリーブのバゲットサンド
③豚肉のしょうが焼き定食

「シーフードは軽いし、サラダがついてるからヘルシー」「トマトやオリーブは美容によいのかしら」「豚肉は脂っこいから美容には悪そう」などというのが、多数派の意見ではないでしょうか。

答えは、**③が美容にはおすすめ**です。

まず、①の麺類はどうしても炭水化物つまり糖質が多く、血糖値が上がることで太りやすく、また男性ホルモンが増えて肌がオイリーになったりニキビができる原因になったりします。シーフード自体はローカロリーですが、パスタは油分も多く、全体でみれば太りやすい食べ物です。サラ

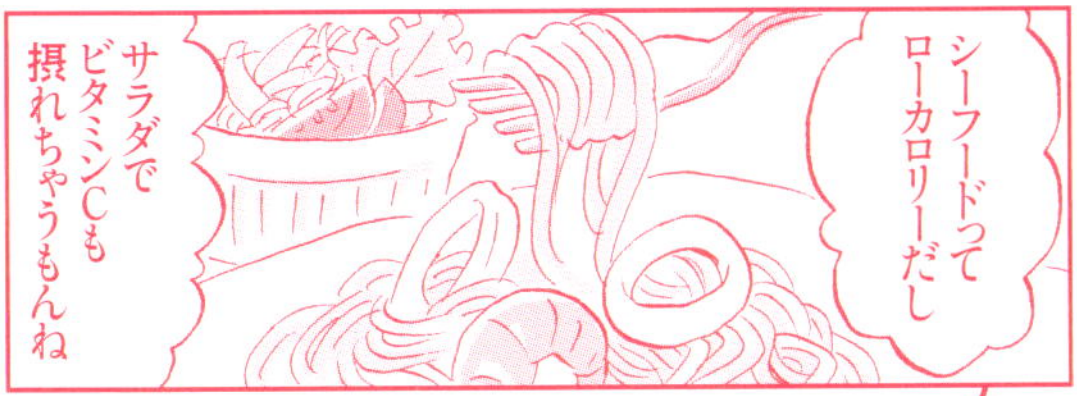
シーフードって
ローカロリーだし
サラダで
ビタミンCも
摂れちゃうもんね

NG! 7 パスタはどうしても糖質と油分が多く、太りやすいです。

ダがついていても、レタスやキュウリではあまりビタミンは期待できないですし、ドレッシングの油分が気になります。ちなみに外食のパスタは600〜700kcal、クリーム系だと800kcalにもなります。

②のツナも脂っこく、パンにはバターが塗られているので、やはり高カロリー。パンの糖質も問題です。

③の**お肉は、脂身を全部食べたりしないかぎりは高脂肪食ではありません。**脂身を除いた豚ロース肉は、100gあたり150kcalと、意外に低カロリー。ご飯1膳約270kcalと合わせても、ヘルシーなランチです（定食のご飯の量が多い場合は少し減らしてもらいましょう）。つけあわせのキャベツもビタミンCが豊富です。腹持ちがよいのも圧倒的に③です。

外食する場合は、**炭水化物を摂りすぎないこと、揚げ物や炒め物、サンドイッチなどの油分が多いものは避けることを**念頭におきましょう。

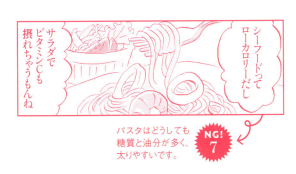

オメガ3系脂肪酸を含む良質の油を摂ろう

食品中に含まれる不飽和脂肪酸の中で、オメガ3系とオメガ6系と呼ばれるタイプの脂肪酸のバランスが乱れることが、さまざまな疾患に関わっていることが最近わかってきています。どちらも必須脂肪酸なので、人体には不可欠なものですが、**現代人の食生活ではオメガ6系脂肪酸が過剰になり、それがアトピー性皮膚炎や喘息《ぜんそく》などのアレルギー疾患やメタボリックシンドローム、うつ病にも関わっているこ**とが最近報告されています。

オメガ3系脂肪酸とは、αリノレン酸やDHA、EPAなどを指し、アジやサンマ、サケなどの青魚、えごま油、しそ油、亜麻仁《アマニ》油などに含まれます。

オメガ6系脂肪酸とは、リノール酸、γリノレン酸などで、普通のサラダ油などに多く含まれます。マーガリン、ショートニングなどの加工油脂全般もオメガ6を多く含み、当然そこから作られたお菓子、パンなどにも含まれます。

オメガ3：オメガ6を1：4くらいの比率で摂るのが理想とされますが、現代人は1：10〜20程度になっているといわれ、バランスの改善が必要です。
オメガ3を含む魚や油を摂るのもよいですが、加熱すると壊れてしまうので、ドレッシングなどに利用しましょう。サプリメントもありますが、加熱に弱いオメガ3はあまり加工に適さないので、サプリメントに頼るのも難しい部分があります。

加熱する油としてはオリーブ油がおすすめ。オリーブ油はオメガ3と6のどちらもあまり含まずオメガ9を多く含みますが、オメガ3と6のバランスを崩さない上、ビタミンEが豊富で健康食です。

オメガ6を避けることも重要。外食で摂る油や加工食品の油は、ほとんどオメガ6主体と考えて間違いないので、油ものは避けましょう。加工の技術が進んだ分、その弊害も生まれています。食の安全は自分で手に入れるしかない時代といえます。

美肌のためには、チョコレートよりもドライフルーツを

「疲れたとき、チョコレートが手放せない……」という人がいます。チョコレートの原料であるカカオには、テオブロミンというカフェインに似た物質が含まれます。これは、カフェインのように神経を興奮させることはなく、気分をすっきりさせる効果やリラックスさせる効果があるといわれます。

仕事の途中で甘いものがほしくなったときや、生理前などにどうしてもチョコレートが食べたくなる女性が多いのはそのためかもしれません。

ただし、**チョコレートは油分と糖分が多いので、肌やダイエットの敵**であるのはいうまでもありません。そうはいっても甘いものがやめられない人が多いので、これらがなぜ美容に悪いかを考えてみましょう。

チョコレートなどの甘いものを摂ると、血糖値が急に上がり、インスリンが分泌されます。インスリンは糖を脂肪に変えるので、ダイエットには悪影響します。さらにインスリンは男性ホルモンを増やすので、皮脂が増えて肌がオ

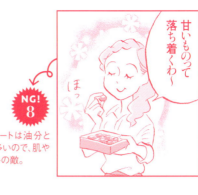

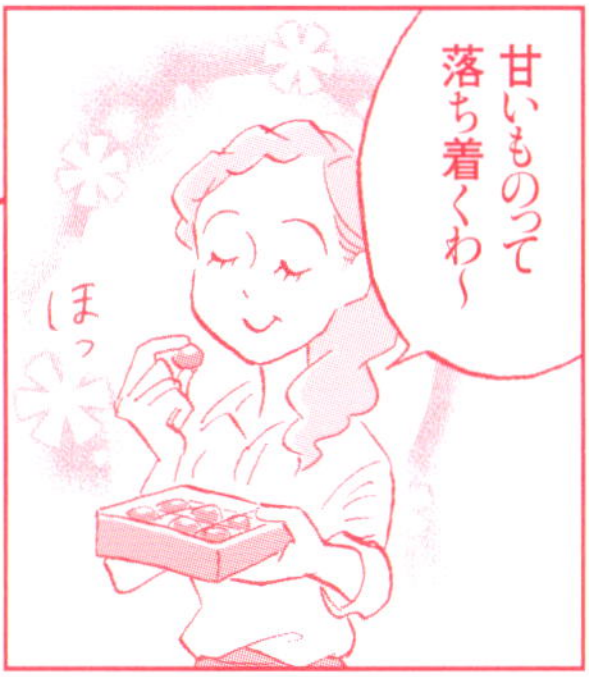

NG! 8

チョコレートは油分と糖分が多いので、肌やダイエットの敵。

イリーになり、毛穴が目立ったりニキビができやすくなったりします。

甘いものを食べるときは、**せめて少しずつに分けましょう**。一度にたくさん食べると血糖値が急に上がり、インスリンが多量に分泌されるからです。ドライフルーツなど、繊維の多いもののほうが血糖値を急に上げないのでヘルシーです。

もう1点、チョコレートはヒスタミン遊離作用といって、体内でかゆみを増す物質の放出を促す作用を持つので、アトピー性皮膚炎などの**かゆみで悩んでいる人は、控えたほうがよい**でしょう。

ラットでも、メスのほうが甘いものを好むので、女性の甘いもの好きは本能なのかもしれません。しかし、**味覚は習慣による部分も大きいもの**。濃い味に慣れると濃い味がほしくなるのと同じです。甘いものを摂っていると味覚がそちらに向いてしまうので、自分である程度矯正していく努力も大切です。

甘いものを食べるならば、小分けにして食べる

甘いものを食べるなら、空腹時？　満腹時？　どちらに食べるほうが、太りにくいといえるでしょう。
まず**極端な空腹時に甘いものを摂ると、血糖値が急に上がり、体脂肪が作られやすく**なってしまいます。

血糖値の上昇は、肥満だけでなくコラーゲンの糖化を招き、老化を促進します。また、男性ホルモンを高めて皮脂腺を刺激し、毛穴をひらかせます（前項参照）。甘いものの誘惑は抗しがたいものがありますが、美容の大敵であることも事実です。

どうしても甘いものを食べるならば、血糖値の急な上昇を抑えるため、**食物繊維を少し摂ってからのほうがベター**。栄養面も考えると、温野菜などの繊維質のものをあわせて摂るべきといえます。それができないときは、寒天など、さっと食べられるもので繊維を含むものを、少し食べてからのほうがまだよいでしょう。

反対に、**満腹時に甘いものを**摂ったらどうでしょう。**実はこれが最悪です**。

典型的なパターンは、満腹なのにさらに食後のデザートを食べること。「別腹」などとよく言いますが、**すでに血糖値がめいっぱい上がっているところにさらに糖分が入ると、血糖値の針が振り切れます。**飲んだあとの「しめ」と呼ばれるご飯ものや麺類も同様で、血糖値をマックスへ導き、肥満や糖化を促進します。

医学的にいうと甘いものは控えるに越したことはなく、まったく口にしないならばそのほうがよいのですが、食べるならば、分散して食べたほうがまだましです。1日に食べる量を3回に分けて食べるなど、少しずつのほうが血糖値が上がらず、影響は少なくなります。ラットに糖分を摂らせる場合、**量が同じならば、一度に与えるより数回に分けたほうが太らない**ことがわかっています。

血糖値を意識して、体重と肌を守りましょう。

味覚は習慣。美肌のために味覚革命を

どうしても甘いものから離れられない人がいます。

しかし、**味覚は習慣で形成されます**。塩辛いものを昔から食べている人はどうしても薄味を受け付けず、塩辛いものを欲するのと同じ。

こんな実験があります。食パン1枚には、塩が約1g含まれます。高血圧などがある人は、食塩を1日6g程度に抑えないといけないので、これは多すぎる量といえます。そこで食塩を半分しか含まない食パンを食べてもらうと、味がなくて食べられないということになります。

ところが、2週間おきに0・1gずつ塩を減らしたパンを食べてもらうと、気づかないうちにその味に慣れて、減塩できてしまうのです。味覚は慣れだというのはこういうことです。

こう考えると、甘いものも辛いものも、コントロールできないということはないはずです。

よく「甘いものはよくないとかいうけど、やめようと思うとそれがストレスになって、ストレスも肌によくないというから、結局かえって肌に悪いのでは」と言う人がいますが、それは医学的には考えにくいことです。**ストレスといっても、食べ物のストレスはその場一瞬**のこと。食後のデザートをあきらめたことがストレスになってその夜眠れなくなるとか、食べ物のストレスで胃潰瘍《いかいよう》になったり帯状疱《たいじょうほう》疹《しん》になったりなど、ストレス性の病気を発症したという話は聞いたことがありません。ストレスの性質にもいろいろあるので、**食事制限のストレスがあなたの体をむしばむという心配は無用**です。

制限するとストレスになってしまうからといって、食べたいものを食べたい放題にするほうが、病気になることは間違いありません。

ノンカフェインのハーブティは、美肌の味方

日本人はカフェインに非常に無頓着ですが、カフェインは神経興奮物質なので、摂りすぎはさまざまな弊害を生み出します。

カフェインは交感神経を興奮させることによって末梢《まっしょう》血管を収縮し、その結果、脳に血液が集まり、目が覚めた感じがします。

しかし、末梢血管を収縮することによって、脳への血流がアップするかわりに、それ以外の部分、たとえば肌への血行は悪くなってしまいます。

結果として**肌が乾燥したり、くすみやすくなったり**します。カフェインは粘膜も乾燥させるために、口の中も乾きます。また子宮への血流も阻害するために、妊娠初期のカフェインは流産のリスクを高めるという報告もあります。

さらにカフェインを長期間にわたって多量に摂り続けると、動悸《どうき》がしたりイライラしたりという症状が現れることがあります。カフェインには依存性があるので、多量に摂っていた人が急に摂らなくなると、禁断症状で手が震えることも

あります。

コーヒー、紅茶、緑茶、ウーロン茶などの**カフェインを含むものは1日2杯まで**とし、あとはノンカフェインの、ハーブティやそば茶、麦茶などを飲みましょう。また夜8時以後のカフェインは、知らないうちに睡眠を妨げるので極力控えましょう。

特におすすめなのが、美肌成分を含むハーブティ。コーヒーの強い味に慣れている人は、ハーブティなどは味がなくて飲めない、においになじめず飲めないと言いますが、味覚はかなりが「慣れ」によるもの。塩辛いものばかり食べていると塩辛いものがほしくなるけれど、薄味に慣れればそれで平気になる、というのと同じです。

朝は気分を爽快にするミントティ、寝る前はリラックス効果と美肌効果のあるカモミール、紫外線が強い時期にはビタミンC豊富なローズヒップティ、風邪の季節には免疫強化のエキナセアなど、シーンに合わせて選んでみるのも楽しいでしょう。

人工甘味料を避けて、お茶は自分で淹《い》れよう

カロリーオフの飲み物やお菓子などが人気です。これらの人工甘味料を使った飲食物は、本当に安全で太りにくいのでしょうか。

2014年にイスラエルの研究班が英科学誌『ネイチャー』に発表した論文によると、広く使用されている3種の人工甘味料（アスパルテーム、スクラロース、サッカリン）はいずれも大量摂取によって腸内細菌に異常を発生させ、その結果**かえって肥満や糖尿病のリスクが高まる**ということです。

人工甘味料は体内で吸収されないため太らないとされてきたのですが、腸で吸収されないために腸内細菌が乱れてしまい、普通の食品中の糖（ブドウ糖など）をよりたくさん吸収するようになってしまいます。人工甘味料を吸収しなくても、他のカロリーを活発に吸収してしまったのでは元も子もありません。

人工甘味料は砂糖よりも甘味が強い特徴があり、たとえばスクラロースで砂糖の600倍の甘味があります。少量を入れるだけで甘味を出すことができるので、製造コスト

が安くつきます。そのため、特に低カロリーを売りにした飲み物でなくても人工甘味料を使った飲料が、コンビニなどではよく売られています。

お菓子の人工甘味料にも要注意です。低カロリーやノンシュガーの飴やガム、チョコレートなど最近では非常に多くの人工甘味料食品が普及しています。

いろいろ考えあわせると、飲み物は、**甘味のないお茶などでノンカフェインのもの**（前項参照）、**さらに温かいものがベスト**です。コンビニや自販機で売られているものにそれを求めても、なかなかかなわない場合もあるので、お茶は自分で淹れるか、それができないならば保温マグなどで持ち歩くのも一案です。エコにもなるし、毎日買うことを考えればお財布にもやさしい。一石二鳥、三鳥ですね。

どうしても甘味がほしい場合は、普通に砂糖や蜂蜜を使うほうが、人工甘味料よりはまだ安全です。

Part 4

ここで差がつく
夕方のスキンケア

足のにおいは定期的にふき取れば、汗っかきでもにおわない

靴を脱いだときに、強いにおいを発する人がときどきいます。男性に特に多いということはなく、女性はストッキングやブーツをはくため、におう人は珍しくありません。**足のにおいは、汗が靴で蒸れて、そこに雑菌がつくことで発生します**。皮膚が湿った状態が長く続くと、皮膚の角質タンパク質に雑菌が繁殖して、においを発するのです。**また、足のにおいには生まれつきの体質も関係します**。汗の成分の中にイソ吉草酸《きっそうさん》という脂肪酸が多く含まれる人はにおいやすいことがわかっています。ただこれは体質なので変えようがなく、においやすい人は、人一倍気をつけないといけないということです。自分のにおいは気づきにくいもの。脱いだ靴下などをときどきかいでみて、自分でチェックしましょう。

におい対策の実際をみていきましょう。汗をかいても蒸れなければにおわないので、まずは蒸れない工夫です。**ストッキングは蒸れやすい**ので、特に夏場は極力避けて。最近はパンプスにも合わせられる綿の中ばきがあるので、そ

れを利用するのもよいでしょう。さらに5本指のものだとベターです。それでも湿るほどに汗をかいたら、途中ではき替えましょう。

雑菌がつくとにおいのもとになるので、**除菌を心がけることも大切です**。制汗スプレーを使うならば、銀イオンなどの入った除菌効果のあるものがおすすめです。また、足をときどき除菌シートでふくことも有効です。

足に角質がたまるとそこに雑菌がついてにおいやすくなるので、普段から**角質をためないように入浴時によく洗う**ことも大切です。特に指のあいだは角質がたまりやすく、また洗い残しやすい部分。丁寧に洗いましょう。爪の下も要注意です。やわらかい爪ブラシなどで洗って角質をとりましょう。爪を伸ばしすぎないことも大切です。こまめなケアで、常にさわやかな足元で過ごしましょう。

ジムのおすすめメニューは有酸素運動20〜30分、無酸素運動10分が基本

WHOが行った統計によると、15歳以上の日本人の65％以上が運動不足になっています。ジョギングなどの適切な運動が1週間に30分未満の場合、「運動不足」とみなされます。

健康のためには、20〜30分の有酸素運動を、週に2回は行うほうがよいとされています。これによって血中のコレステロールが下がり、さらさらの血液を維持することができます。一度に1時間以上も運動するよりも、合計時間が同じならば数回に分けたほうが効果的です。さらに無酸素運動も加味して、筋力強化を行うと、将来の肥満や腰痛、ひざ痛などの予防に役立ちます。

ジムに行ったらまずは**エアロビクス、ジョギング、ウォーキング、水泳などの有酸素運動を、20〜30分は行いましょう。**長期的に続けることが大事なので、好きなものでよいでしょう。

ただし減量を目的とするならば、より長い時間が必要です。**脂肪燃焼が始まるのは、運動を開始して20分後あたりか**

らです。

また、筋肉をつけるための無酸素運動も大事です。特に意識しないと、20歳以降は筋肉は減少し、50歳を過ぎると年間1％ずつ減るといわれます。これが肥満や内臓疾患につながるのです。

マシンなどで負荷をかけた無酸素運動を、10分程度でよいので行いましょう。無酸素運動で筋力を強化すると、基礎代謝が上がる、つまり、グンとやせやすい体になります。

最近、ヨガが女性に人気ですが、ヨガはエクサイズというよりは呼吸法を組み合わせたストレッチ。運動量として少なすぎるので、まずは右記のような運動を優先して行い、それでも余裕がある人はヨガも取り入れましょう。

冷たいお酒、脂っこいおつまみ、寝不足に注意

「肌や体に悪くないお酒ってある？」と気になる人へ。お酒が直接肌に大きな実害を与えるわけではないので、適度に楽しむくらいなら、さほど悪影響はありません。

お酒が肌に与える影響には、主に以下のようなものがあります。

①糖分……お酒は糖質なので、摂りすぎると、甘いものを食べるのと同様に肌がオイリーになったりニキビが出やすくなったりします。

②冷える……特にビールやサワーのような冷たいものが要注意。これらはアルコール度数も低いため、ついたくさん飲んでしまい、体を中から冷やします。ジョッキ1杯の冷たい麦茶を飲むことを想像してください。とても飲めませんね。いかに体を冷やしているかがわかります。日本酒やワインのほうがまだ冷えません。

なお、アルコールは顔が赤くなるので体を温める作用があると思う人がいるようですが、実は逆です。アルコールは末梢《まっしょう》の血管をひらいて、そこから体温を逃がしてしまう

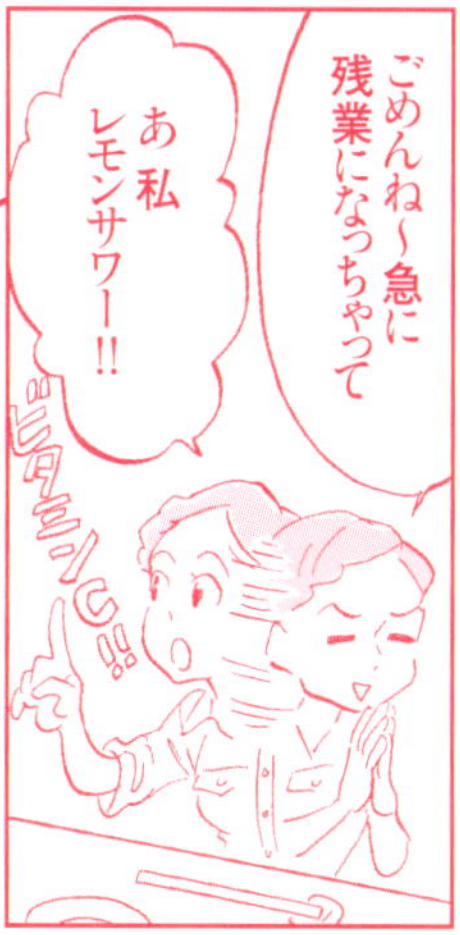
ごめんね～急に残業になっちゃって
あ私レモンサワー!!

NG! 9

冷たい飲み物に要注意。たくさん飲むと、体を中から冷やします。

ので、結果的に体を冷やします。

③つまみ……お酒に合うものといえば揚げ物、辛いもの、チーズ、ナッツなど、とても美容と健康によいとはいえないものばかりです。なるべく薄味の、脂っこくないものを選びましょう。もちろん食べすぎにも要注意です。

④寝不足……飲みに行くと、つい午前様……という人も多いですね。飲みすぎた翌朝に肌が荒れたりするのは、アルコールのせいというより寝不足のせい。節度を守るように心がけましょう。

気づかないうちにアルコール依存になる女性も少なくありません。「お酒のせいで仕事や人間関係に支障をきたすことがある」「〝お酒を飲まなければ、良い人だ〟といわれる」「何かを忘れるためなど、ネガティブな気持ちでお酒に手を出すことがある」、これらに当てはまる人は、アルコール依存になる傾向があるので注意して。

外食では、
摂れる野菜に限界が。
飲み会などの場は
割り切って楽しもう

連日飲み会続きだとします。まず頭に入れていただきたいのは、**外食する以上は、食べ物のバランスを考えても限界がある**ということです。「ほとんど外食だけど、考えて食べてるからバランスは悪くないです」と言う人がよくいますが、そう簡単な問題ではありません。外食でも「考えて食べている」というのはほとんどの場合、「野菜を摂っている」ということを意味しているのですが、**外食で摂れる野菜は限られています**。サラダはどの店のメニューにもありますが、生で摂れる野菜はビタミンの少ないものばかりです。外食中心だと、最も大切な緑黄色野菜がどうしても不足します。

また、外食で使われる油はサラダ油のような加工された油が多いので、**オメガ3系と6系脂肪酸のバランスでいうと6系に偏ってしまうという**問題もあります（P108参照）。

同じメニューでも、家で調理したものと外食は根本的に違うものと考えましょう。今は食品加工の技術が進み、飲食店でも冷凍や、ほとんど出来合いに近いものなどがたくさん使われるようになりました。大根おろしやポテトサラダ、とろろなど、できあがった状態でビニール詰めにされたものが、飲食店に大量に搬入されていきます。もちろん店によりますが、野菜や肉をイチから調理しているとは限らないのです。加工品は鮮度が悪い上に、添加物、産地などももちろん保証はされません。

外食する以上、少々野菜を摂ったところで、調理されてから時間が経ったものではビタミンも壊れていて、栄養はあまり期待できません。メニュー選びでは、揚げ物や味の濃いもの（串焼きのように塩辛いもの、ソースやマヨネーズを使ったものなど）を多少避けるくらいで、あとはあまりこだわってもしかたないでしょう。

人と食事に行くときは、割り切ってその場を楽しみ、栄養のバランスは家で食事することで補いましょう。

コラーゲンUPには
レチノールなどの美容液を

「コラーゲン鍋」など、コラーゲンという言葉を聞くと、つい飛びついてしまう人が多いよう。でも、コラーゲンとは何かと聞かれると、答えられない人がほとんどです。

　コラーゲンは、真皮にある丈夫なタンパク質の線維で、肌の弾力を維持しています。コラーゲンが加齢で減ると、肌は弾力を失い、シワやたるみが起こってきます。

　ではコラーゲンを飲んだり食べたりすればよいかというと、そう簡単にはいきません。口から摂ったコラーゲンは、胃腸で消化されるときにアミノ酸に分解されます。**コラーゲンのまま吸収はされないので、そのまま肌のコラーゲンにはなりません**。人間の体はそう単純にはできていないので、口から入れれば何でも増えるというわけにはいきません。何でも増えたら大変なことで、魚を丸ごと食べたら尾ビレやウロコが生えるかもしれません。

　肌のコラーゲンが減る原因は、線維芽細胞《せんいが》というコラーゲンを生み出す細胞の働きが加齢で衰えること。衰えた細胞にいくらコラーゲンのもとを供給しても、働かないもの

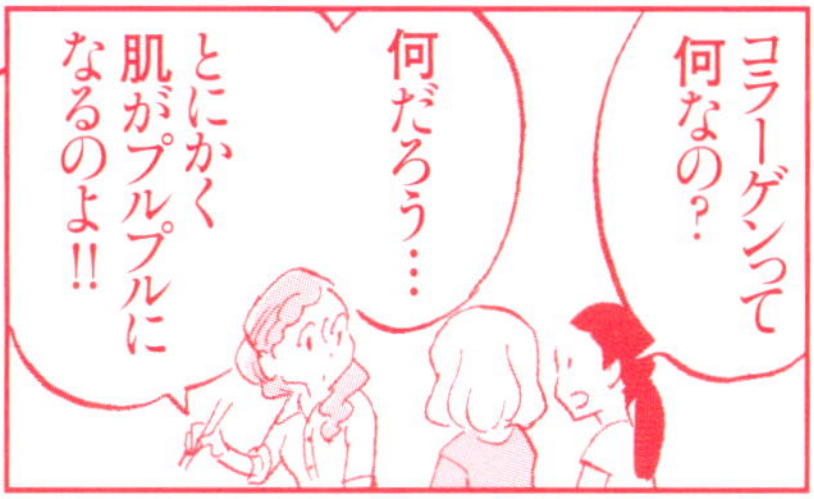
コラーゲンって何なの？
何だろう…
とにかく肌がプルプルになるのよ!!

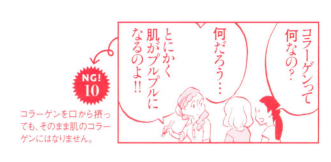

NG! 10

コラーゲンを口から摂っても、そのまま肌のコラーゲンにはなりません。

は働かないのです。

　そこで知恵をめぐらせて、線維芽細胞を働かせることを考えましょう。**効果があるとされるのは、レチノール、ビタミンC誘導体などの成分**です。これらを含む化粧水や美容液を取り入れると、コラーゲンが増え、シワ予防の効果を期待できます。

　またケミカルピーリングを適度に行うことも、肌のターンオーバーを活性化してコラーゲンを増やす効果があります。洗い流すタイプのピーリング化粧品を週に一度くらい使うか、クリニックに通ってピーリングを受けるのもよいでしょう。

　ではコラーゲンを肌に塗って増やせるかというと、それも困難です。化粧品に使われるコラーゲンは魚のウロコから取ったものがほとんどですが、異種の生物のコラーゲンは分子の形が違うので、人間の肌のコラーゲンにはなりえません。

美肌のためには、酵素よりも緑黄色野菜を温野菜で

よく、生野菜には酵素が含まれているから体にいいという人がいますが、医学的にはそういうことはありえません。酵素はタンパク質なので、胃腸で吸収されるときにアミノ酸に分解されてしまい、酵素のまま吸収はされません。

そもそも酵素とは何でしょう。それを知らないままに「酵素を摂る」と言っている人が多いように思われます。

動物でも植物でも、生物が生きていくためには体内で無数の化学反応が起こっています。**その反応をスムーズに進めているのが酵素**です。よって、植物だけでなく、人間を含めた動物の体内にも無数の酵素があります。

消化酵素もそのひとつ。食べたものを胃や腸の中で分解するときに働いています。

人間には人間に必要な酵素、植物には植物に必要な酵素があります。異種の生物の酵素がもし体内で働くと、奇想天外なことになります。たとえば植物の光合成にも酵素が働いていますが、人間がその酵素をもらって体内で光合成をするというわけにもいかないでしょう。**「酵素を摂る」**と

いうのが、無茶な発想だということがおわかりいただけたでしょうか。

野菜は摂ったほうがよいですが、それは**酵素を摂るためでなく、ビタミンや食物繊維を摂るため**です。野菜を生で摂るメリットももちろんあるのですが、体を冷やすデメリットも大きいので、やはり**加熱して、温野菜の形で摂るほうが女性にはおすすめ**です。ただし、加熱時間はなるべく短く。歯ごたえを残す程度にさっとゆでる、短時間でパパッと炒めるなどの調理方法がよいでしょう。

もうひとつの問題点は、生で食べられる野菜は種類が限られていること。美肌によいビタミンや抗酸化物質を多く含む緑黄色野菜は、生では食べづらいもの。ブロッコリー、ニンジン、ピーマンなど色の濃い野菜を温野菜の形で積極的に摂りましょう。

自炊するなら、簡単メニューで緑黄色野菜とタンパク質を

ひとり暮らしだから、なかなか自炊はできないという人も多いですが、工夫次第ではひとりでもいろいろなメニューを楽しむことができるはずです。

まず、せっかく家で食べるならば、**普段なかなか摂れない緑黄色野菜**を摂りましょう。さらに、**肉や魚の良質のたんぱく質**も忘れずに。

以下に簡単なおすすめメニューを挙げてみます。

①簡単野菜炒め……ニラ、小松菜、ピーマンなどの下ごしらえのいらない野菜を使って、炒めものを作ります。もやし、キャベツなどの白い野菜も入れるとなおバランスがよくなります。味を深くするコツは、サクラエビやいり卵などの動物性のものを合わせること。オイスターソースなどの調味料で味を加えるのも一案です。

②ホイル焼き……白身魚か鶏のささみに、野菜やキノコを載せてホイルに包み、オーブントースターで15分ほど焼きま

す。野菜は何でも、ありあわせでよいでしょう。醤油とごま油をたらせば中華風になりますし、塩コショウと白ワインを少しふって焼けば洋風になります。野菜とタンパク質が同時に摂れて、鍋も汚さないのでおひとり様にはとてもよいメニューです。

③ひとり鍋……小鍋（小さな土鍋がおすすめ）に野菜、豆腐、鶏肉か魚（白身か鮭の切り身）などを入れて煮立てます。好みでうどんや卵を入れてもよいでしょう。5分ほど煮て火が通ったらそのまま食卓へ出して、ポン酢などをつけていただきます。

④具だくさんスープ……ジャガイモ、人参、キャベツなどありあわせの野菜を小さめの角切りにしてコンソメスープで煮込みます。白いんげんの水煮缶とトマト缶を入れるとミネストローネ風に。ショートパスタを入れるとボリュームが出ます。食欲がないときにもおすすめです。

Part 5

明日のキレイをつくる
夜のスキンケア

クレンジング料は
クリームかジェルタイプで
「やさしく」落とす

夜のケアで大切なことは、1日の汚れをやさしく落として、保湿をしっかりすることです。

メイクを落とすときは、**「しっかり」よりも「やさしく」**を心がけて。肌にメイクが残ることを過度に恐れて、強くクレンジングする人が多いようですが、クレンジング料が強いと肌をとても傷めます。特に最近のクレンジング料は、落ちにくいメイクをきちんと落とすために、強いものが出てきています。それらを使いすぎると肌のセラミド（P54参照）を溶かし出してしまい、乾燥して敏感肌になります。

正しいクレンジングの仕方をみていきましょう。

まず、選ぶときは**クリームかジェルタイプのクレンジング料**がよいでしょう。クレンジング料は、メイクを浮かせるための油分とそれを乳化するための界面活性剤とでできています。油分が多すぎるとそれを乳化するための界面活性剤も多くなり、反対に油分が少ないと、油分のかわりにメイクを浮かせるための界面活性剤が多くなります。バラン

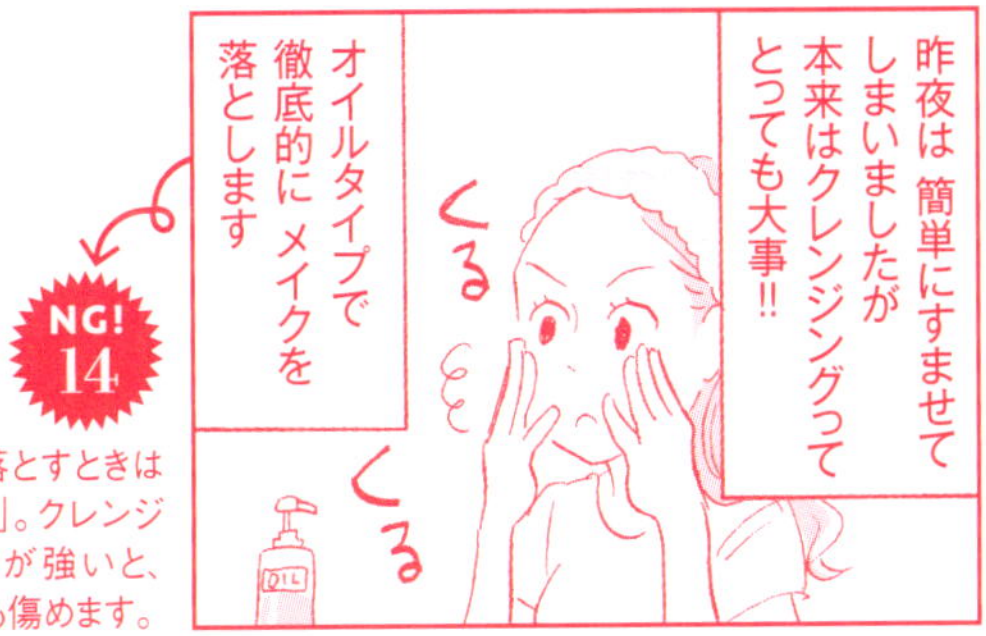
昨夜は 簡単にすませてしまいましたが本来はクレンジングってとっても大事!!
くる
くる
オイルタイプで徹底的に メイクを落とします
NG! 14

メイクを落とすときは「やさしく」。クレンジングの力が強いと、肌をとても傷めます。

スがよいのが、**油分を適度に含むクリームタイプか、乳化ジェルと呼ばれる白いジェルタイプ**です。油分が多すぎるのがオイルタイプ、少なすぎるのがリキッドと呼ばれる水状のものや、ミルクタイプつまり乳液状のタイプです。

適切なクレンジング料を選んだら、**ケチらずたっぷりめ**に使いましょう。量が少ないと肌を摩擦してしまうからで、さくらんぼ2個分くらいは使いましょう。クレンジングを手にとったら肌の強いTゾーンからのばし、Uゾーンに広げ、ぬるま湯をたっぷり手にとって顔をつけるようにすすぎます。**手早く豪快に洗うこと**。時間をかけすぎると肌への負担も大きくなるので、すすぎまで40秒以内くらいを目安にします。

また、顔が卵だとしたら割らない程度の力で洗いましょう。すすいだ段階でメイクは6~7割落ちていれば十分です。そのまま石鹸《せっけん》洗顔（P26参照）に進みます。

界面活性剤や防腐剤…「〇〇不使用」よりも、入っている美肌成分に注目を

界面活性剤が悪いとか、防腐剤が悪いなどとよくいわれますが、実際にこれらは悪いものなのでしょうか。それらを含まない化粧品を使うほうがよいのでしょうか。

界面活性剤は、水と油を混ぜるもの。**油性の汚れを水で洗い流すときにはどうしても必要**で、石鹸《せっけん》もその一種です。肌の表面にも天然の界面活性剤があります。皮脂に含まれるコレステロールやレシチンなどがそれにあたり、皮脂と肌の水分を乳化させて、肌を覆っています。界面活性剤は悪者でないことがおわかりでしょうか。

ミルクやジェル、クリームのような形をした通常の化粧品は、すべて界面活性剤を含みます。界面活性剤不使用をうたっていても、これら乳化した化粧品は必ず**界面活性剤の働きをする何らかの成分**を含みます。界面活性剤という言葉の使われ方にあいまいな部分があるため、このような表示がなされているのです。

防腐剤も消費者に嫌われますが、**防腐剤を含まない化粧品となると、常温で保存することはかなり困難**です。自家製

のドレッシングなどを常温に置いたら、1日しかもたないでしょう。防腐剤不使用をうたう化粧品をなぜ常温保存できるかというと、〝原料〟に防腐剤が入っているからです。たとえば醤油、酢などのように、それぞれが防腐剤を含み常温保存できるものだけを混ぜ合わせてドレッシングを作れば、（作る過程で雑菌が混入しなければ）常温保存ができるはずです。化粧品メーカーも原料メーカーから化粧品原料を仕入れているのですが、原料にすでに防腐剤が入っているものを使えば、防腐剤を添加する必要がなく、防腐剤不使用と表示できます。

化粧品の防腐剤に神経質になるのはナンセンスです。食べ物のようにすべて体に入るわけではないですし、防腐剤による化粧品かぶれは実際にはわずかです。「○○不使用」という化粧品が多いですが、「入っていないもの」でなく「入っているもの」つまりセラミドやビタミンCなどの美肌成分で化粧品を選ぶほうが賢明です。

メイクを「しっかり」落とすのは肌への負担が大きい

アイラインなどのポイントメイクが落ちにくいためにポイントリムーバーを使うという人がいますが、そうやって「しっかり」落としたほうがよいのでしょうか。

リキッドアイラインやマスカラなど、最近のメイクアップは進化して、落ちにくいものが出てきています。通常のクレンジングをしても、目元ににじんで残ってしまうということもあるでしょう。ポイントリムーバーを使うと**スルッと落ちますが、それは肌には負担になります**。落ちにくいものでも簡単に落ちるということは、**それだけ洗浄力が強い**ということだからです。

リムーバーのかわりに、オリーブ油を使いましょう。油で浮かせておいてから通常のクレンジング料を使えば、落ちやすくなります。

オリーブ油は料理用のものでもよいですが、できれば**薬局で売られている局方品**のほうがベター。**精製されたオリーブ油で、においや不純物がないので安心**です。

オリーブ油をコットンにたっぷりとって目元や口元にの

せ、少しおいたら、こすらないように軽くぬぐいます。その後通常どおり、クリームかジェルタイプのクレンジング料で顔全体をクレンジングします。

それでも多少残った場合、綿棒などでこするのはNGです。「メイクは徹底的に落とさないと、肌に残った分が沈着してシミになる」などという俗説がありますがそれは間違い。**メイクの色素は粒子が大きいので、肌に入って沈着したりはしません**。

もし本当に入るなら、昼間メイクして外出しているあいだにも色素が入って、帰宅するころにはまぶたがピンクやブラウンに染まっているでしょう。でも実際にはそういうことは起こりません。メイクの色素を残すことより、コットンや綿棒でこすることのほうが肌に負担をかけ、黒ずみの原因になります。

40代まではクリームよりもセラミドを含む美容液中心で保湿を

クレンジング料でメイクを落とし、石鹸《せっけん》で洗顔したら、その後は保湿です。

保湿というとあなたは何を思い浮かべますか？　まず、潤《うるお》い肌を保つために必要なのは、油分でなく水分だという ことを頭にしっかり入れてください。

ここに乾燥したワカメがあるとします。水で戻せばしっとりやわらかくなりますね。肌も同じ。みずみずしくやわらかい肌を保つために必要なのは、油分でなく水分なのです。その水分を保つために最も重要なのは、P56で述べたようにセラミドです。**極論をいえば、セラミドを含む美容液1本でも、保湿は完結します。**

でも、夜寝る前は、なんとなくクリームをつけないと落ち着かないという人もいるのではないでしょうか。「水分を与えて、油分でフタをする」と、長年教え込まれてきた人が多いようですが、それは古い考え方。**いくら油分でフタをしても、そのあいだをぬって水分は逃げてしまいます。**セラミドが水分と結合して蒸発を防ぐことで、肌の潤いは守られ

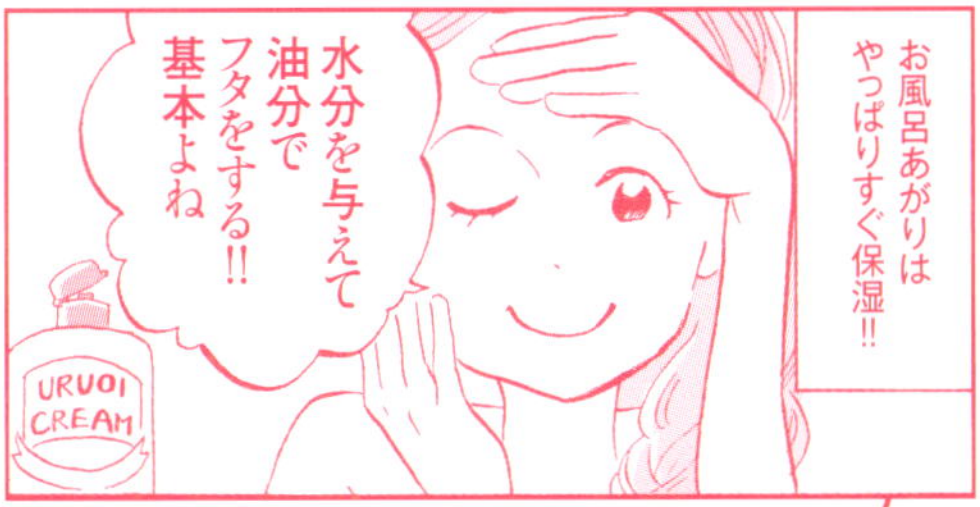
お風呂あがりは
やっぱりすぐ保湿!!
水分を与えて
油分で
フタをする!!
基本よね
URUOI
CREAM

NG! 17
いくら油分でフタをしても、水分は逃げてしまいます。

ているのです。

クリームをつけることでなんとなく安心感を覚える人が多いようですが、**油分は毛穴をふさぎ、ニキビの原因になることも**あります。また、油分を与えすぎると肌の皮脂分泌はおとろえます。皮脂腺にはセンサーがあり、油分を感知すると自分で分泌することはなまけてしまうのです。40代くらいまで、つまり生理がある年齢までは、自分の皮脂が分泌されているので、油分はあまりつけないほうが賢明です。

保湿の基本はやはりセラミド。セラミドを含む美容液をたっぷりつけましょう。

冬場は美容液を多めに、夏場は少なめにつけるなどして調節すれば、セラミド配合美容液だけで、年間通して保湿ケアは十分といえます。

ただし、目元・口元だけは皮脂腺がほとんどないので、この部分がどうしても乾燥する人はクリームを使うのもOK。まわりに広がらないよう、そうっと指でのせて。

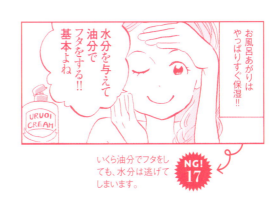

くすみをとるには、顔そりより負担の少ないピーリングのほうがおすすめ

顔そりをすると、くすみがとれて肌に透明感が出る、メイクのりがよくなるなどといいますが、実際どうなのでしょう。

顔そりをすると、角質がとれるので、透明感が出るなどの効果は確かに現れます。ただし、角質をとることのデメリットもあることを忘れてはいけません。

角質は、角質細胞という死んだ細胞が肌の表面に約20層積み重なったもので、外的刺激から肌を守っています。カミソリを当てると、うぶ毛といっしょに、角質も多少そぎとられ、目に見えない小さな傷ができます。傷からは、ほこりや雑菌、紫外線、洗う際の石鹸《せっけん》など、触れるものすべてが侵入しやすくなります。不要なものが入ることで肌は炎症を起こし、それが度重なると、肌老化を招いてしまいます。

炎症老化ということが最近注目されてきています。カミソリで傷つけることのほか、強いマッサージ、コットンでこする、スクラブなど**肌に負担をかけることすべてが肌に炎**

症を起こします。炎症が常に存在すると、それが老化を促進し、シミ、くすみ、小じわなどを増やしてしまうのです。強く触って肌が赤みを帯びてきたら、すでに炎症が起こっていると考えてください。

肌を若く保つためには、極力触らないこと。日々のお手入れは最低限にとどめ、必要なことだけを手早く行いましょう。顔そりもしないほうがよいのですが、**どうしてもうぶ毛が目立つという人は、電動の顔用シェーバーでやさしくそりましょう**。それも、あまり頻繁にそることは控え、月に2回程度にとどめるべきです。

くすみを取るために角質ケアをしたいならば、顔そりよりもケミカルピーリングのほうがおすすめです。洗い流すタイプのピーリング化粧品が比較的肌に穏やかです。1～2週間に一度、ピーリングをすると、くすみが晴れてメイクのりもよくなります。

種類豊富な美顔機は、シミ、小じわ、たるみなど、悩み別に選んで

たまには美顔器でホームエステをしてみてはいかがでしょう。

おすすめは、以下のようなものです。

①イオン導入器……ビタミンCなどの美肌成分を、弱い電流を使って肌に浸透させるもの。ただつけるだけよりも、数十倍の浸透力がある。シミや小じわのケアに。

②超音波マッサージ……1秒間に100万回以上もの細かい振動を与えることで、肌の奥の温度を上げ、血流を促進する。肌のたるみ防止に。

③低周波美顔器……筋肉を動かすことで、表情筋のたるみを防止する。目元や口元のたるみ防止に。

④高周波美顔器……電子レンジのような原理で皮膚の温度を上げ、線維芽細胞を活性化し、コラーゲンを増やす。シワやたるみの防止に。

美顔器でのケアは、**週に一度くらいが適切**です。熱を加え

たり肌を刺激するものなので、毎日使うとかえって負担になることがあります。

ここにあげた以外にもさまざまな美顔器が出ていますが、注意が必要なものもあります。たとえば美顔ローラーという、ローラーで肌をマッサージするものや「かっさプレート」と呼ばれる、ハート型のマッサージプレートなどもありますが、これらで強くこすったりすると、肌が黒ずむ原因になります。肌を強く触ることは厳禁です。**マッサージするならば、超音波マッサージ器で**行うほうがよいでしょう。

また、イオンスチーマーで肌に潤《うるお》いをあたえるというものもありますが、ナノ化した水であっても、水である以上は、時間がたてば蒸発します。肌の潤いのためにはセラミドが必要。**スチーマーでは不十分**です。

セルフ除毛をするなら、温めること、処理後に保湿することを守って

ムダ毛の手入れ。肌に負担のない方法を選びたいところですが、まず、「肌によい除毛」というものはないと考えましょう。毛は皮膚の一部で、生きて伸びていくものです。それを切ったり抜いたりすることは、**皮膚の一部を傷つけることになります。肌に一番よいのは除毛しないこと**です。

そうはいっても、という人のために、負担を最小限にする除毛方法を紹介します。まず、自分で行う除毛は「そる」と「抜く」の2種類があることを認識しましょう。

①そる……カミソリと電気シェーバーがあり、カミソリのほうが深ぞりできますが、肌への負担も大きくなります。負担を減らすためには、そる前に肌を蒸しタオルなどで温めましょう。皮膚と毛はケラチンというタンパク質でできています。温めたほうが柔らかくなり、カミソリを当てたときのダメージも少なくなります。

②抜く……毛抜き、テープ、ワックス、脱毛器で抜くなど方法は数あれど、いずれも肌への負担はそるよりも大きくなります。毛根の部分で皮膚と毛はつながっていますが、抜

くとそこが引きちぎられます。極力抜かないほうがよいですが、どうしてもという人は、洗って清潔にして温めてから行いましょう（入浴後など）。頻繁に抜くと毛穴へのダメージが蓄積され、毛穴が黒ずんだりボツボツと鳥肌のようになったりします。ときには抜いた部分がニキビのように膿んでしまうことも。

①②いずれの場合も、**除毛後の肌のコンディションを整える**ことがとても大切です。肌が乾燥していると、次に生えた毛がうまく外に生えてこられず、ちくちくしたり埋没毛になって化膿したりします。常に保湿クリームを塗るよう心掛けて。

自分で処理することに限界を感じたら、**永久脱毛を検討するのもひとつの方法**です。自己処理よりも肌に負担なく、毛を減らすことができます。最近の脱毛技術の進歩は目覚ましいものがあり、敏感肌の人でも安全に受けることができます。脱毛を扱う皮膚科で相談してみましょう。

ふき取りクレンジングは刺激大。面倒なときは、石鹸《せっけん》だけで洗って就寝を

疲れて遅く帰宅し、ダブル洗顔をする気力もないとき。シート状のクレンジングなどで落としたほうがよいのでしょうか。

シート状クレンジングは、油分をほとんど含まず、界面活性剤だけでメイクを落とすようになっているので、**肌への負担は大きいもの**です（P138参照）。コットンに取ってふくタイプの液状クレンジングも同様です。美肌成分配合、化粧水いらずなどとうたっているものでも、肌への負担は同じです。

ダブル洗顔をするのが面倒に感じるときは、**石鹸《せっけん》だけで洗いましょう**。それでもメイクの8割以上は落ちます。その後、**保湿美容液だけ**をつけて休みます。

どうしても洗面台で洗顔をしたくなくて、ふくだけですませたいなら、**おしぼりでふくほうがまだまし**です。レンジで温おしぼりを作ってふき取ればよいのです。これでもメイクや汚れはかなり落ちます。ただし、ごしごしこすらないよう、やさしくふく程度にとどめましょう。この場合も、

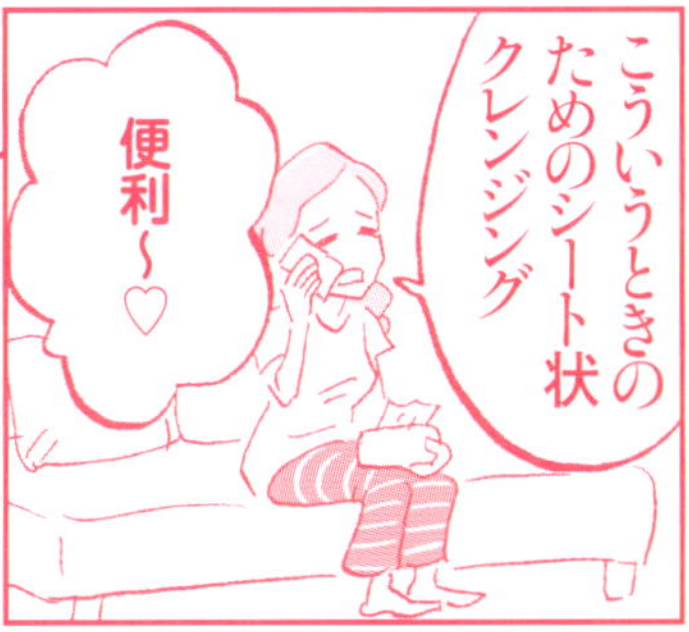
こういうときのためのシート状クレンジング
便利～♡

NG! 11

メイクを落とすときは「やさしく」。クレンジングの力が強いと、肌をとても傷めます。

ふいた後は保湿美容液だけをつけます。

もちろんこれらの略式のやり方では、メイクは完壁には落ちません。でも、メイクアップが少々肌に残ったからといって、さほど大きな負担にはなりません（P142参照）。アイラインなどが残ったり、マスカラが目の下に多少ついていても、**そのまま寝てしまって大丈夫。翌朝、起きてきちんと洗顔しなおせばよいのです**。

ポイントメイクよりも、ファンデーションをある程度落とすことのほうが大事です。ファンデーションは皮脂と混じって毛穴をふさぎ、ニキビなどの原因になるからです。そのためには、右記の石鹸のみ、もしくはおしぼりのみの落とし方が有効です。

ふき取りのクレンジングシートなどを使うほうがしっかりメイクは落ちるのですが、肌が傷みます。それなら多少メイクが残っているほうがまだましです。なお、落とした後の最低限の肌ケアとして、保湿美容液だけはつけましょう。

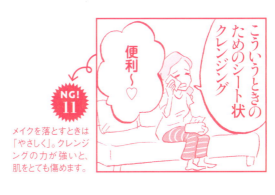

日焼けした肌は、美白コスメでも後戻り不可。365日、紫外線対策を

日焼けした後にどうしたらよいかという話はよくありますが、結論からいうと、どうにもできません。日焼けはやけどと同じ。初めにどれだけ熱いものを触ってしまったかによってやけどの重症度は決まりますが、日焼けも同じことで、**一度焼けてしまったダメージを、なかったものにすることはできない**のです。

日焼けしてしまったけれど、シミを作りたくないからビタミンCを飲んでおく、美白コスメを塗る、などという人がいますが、医学的にいうと効果は期待できません。

日焼けによって肌に起こる変化は、メラニンが増えるだけでなく、細胞のＤＮＡに傷がついたり、肌の酸化、つまり肌がサビた状態になることを含みます。つまり**お肉を焼肉にすることと似た反応が、肌の中で起こっている**のです。レアであれミディアムであれ、焼肉にしたものを生肉に戻すことはできません。

アメリカでは化粧品などに「アフターサンケア」という言葉を使用しないようＦＤＡが通達しているほどです。そうい

う言葉があると、焼いた後にケアすれば少しでももとに戻せるかのような誤解を消費者に与えるからということです。

焼かないことが一番大事というのはいうまでもないですが、日焼けしようと思ってする人は少なく、ほとんどが「うっかり日焼け」です。それも炎天下でうっかり日焼けをする人は少なく（ビーチで寝てしまったなどの場合以外は）、ほとんどが曇りの日や、寒い日です。曇りの日にスポーツ観戦に行ったとか、曇りの日に海に行って油断したなどがよくあるケースです。**曇っていても、寒い日でも紫外線は注いでいます**。特に山の上や、空気が澄んで湿度が低いところでは、思いもかけず強い紫外線が降り注いでいます。「あとの祭り」にならないように、常に万全に対策をしましょう。

それでも間違って日焼けしてしまった場合の応急処置としては、**冷やして保湿すること**です。それによって痛みなどは軽減されますが、シミを防ぐ方法はありません。

Part 6

美肌をかなえる
バスタイム＆快眠のコツ

半身浴で汗をかいても代謝は上がらない。ほどほど、上手に入浴を

お風呂で汗をかいて代謝アップ、などとよく言いますが、本当に効果があるのでしょうか。よくいわれる入浴の効果を検証してみましょう。

①代謝が上がってやせやすくなる？……汗をかきやすい人がやせやすいということはありません（P102参照）。

②毛穴の掃除をして肌がきれいになる？……毛穴は皮脂腺で、汗を出す穴は汗腺、つまり別の穴です。よって、汗をかいて毛穴の掃除をすることはできません。毛穴の掃除をしたいならば、角栓除去作用がある酵素洗顔を使いましょう。

③汗と一緒に毒素が出る？……ダイオキシンや重金属などの毒素と呼ばれるものは、汗からは排泄《はいせつ》されません。

④冷え性対策？……お風呂で温まっても、やはり時間がたつと冷えてしまい、温熱効果は翌朝まではもちません。お湯から出したゆで卵がどんどん冷えるのと同じです。冷え性を治したいなら、運動して筋肉をつけること。筋肉が血液の流れをサポートし、また体温を生み出します。ウォーキ

ングやスクワットがおすすめ。

入浴にはリラックス効果や筋肉疲労の回復などの効果がありますが、あまり多大な期待をして無理に長時間入る必要はありません。汗に関しては、じわっとかくくらいが適度で、だらだらと流れるまで温まる必要はありません。**汗そのものに特に美容効果はない**ので、汗にこだわる必要はなく、逆にあまり汗を出しているとだんだん汗っかきになって、夏場に困ることもあります。

入浴のメリットとして、睡眠の質を高めることがあります。**理想は、40～41度くらいの湯に10～20分くらいつかり、体温が下がる前に就寝すること**。体温が少し上がった状態で布団に入ると、睡眠が深くなるからです。汗にこだわってあまり長風呂をすると、かえって体力を消耗します。ほどほど、上手に入浴することが大事です。

寝る前はぬるめ、仕事前は熱めの湯につかるのが入浴のコツ

美容と健康のために、入浴の温度は何度がよいのかという議論がよくあります。

好みもあるので、あまり無理に温度設定する必要はないのですが、温度による効果の違いは若干あります。

①高温浴（42〜43度）……熱めのお湯に短時間（5〜10分）で入るかもしくは熱めのシャワーを浴びること。交感神経を刺激し、目が覚めて頭がシャキッとします。入浴後にひと仕事しないといけないようなときにおすすめ。寝る前には適しません。足湯はこの高温がよいといわれます。

②温浴（39〜41度）……もっとも一般的な湯温。この温度での入浴は副交感神経を優位に導き、リラックス効果や疲労回復効果を生み出します。20分くらいが理想です。

③微温浴（37〜39度）……いわゆる半身浴の温度。30分以上かけて体の芯まで温まるように入ります。肩が冷えないように乾いたタオルなどで覆いましょう。

なお、夏でも浴槽に入ったほうがよいかという質問がよくありますが、冷房で冷える環境で働く人や、肩こり・腰痛などがある人は入ったほうがよいでしょう。

熱い湯や長時間の入浴は、肌が乾燥するのでよくないといわれます。たしかに湯の温度が高いほど、また浴槽に入る時間が長いほど、肌の潤《うるお》いは溶けだしてしまいます。ただし、それは保湿などのケアで補えること。**肌のために入浴時間を短くする必要はない**でしょう。

入浴によって肌が乾燥するかどうかは、湯の温度やつかる時間よりも、洗浄料の使い方や体の洗い方のほうがずっと大きく影響します（P166、168参照）。**洗い方を最小限にし、入浴後は保湿クリームをきちんと塗る**ようにすれば、乾燥はしません。

入浴は1日の疲れを癒す大切な場面。いくつかの方法を試してみて、自分に合った入浴法を探しましょう。

入浴剤は、効能よりもリラックスのためと心得て

「入浴剤を使って美肌になれる？」と期待する人もいるようですが、入浴剤の効果は**主に気分的なもの**と心得ましょう。入浴剤によって、発汗したりダイエット効果をもたらしたりというところまで期待できるものではありません。

まず、入浴剤は**基本的に肌から吸収されません**。体の皮膚は厚く、ものをほとんど通さないからです。人間が風呂に入っても、スポンジにものがしみこむように湯が体にしみこんでくるということはありません。入浴剤の成分に温熱効果や血行促進効果、発汗効果があるものが入っていたとしても、体に入ってこない以上は、効果は表れません。例えば血行を促進するビタミンEが入った入浴剤があります。ビタミンEは口から摂れば血行促進の効果がありますが、入浴剤の場合は濃度が低くなることもあり、肌からほとんど入らないので当然効果は期待できません。

塩を浴槽に入れると発汗するという話も、科学的には考えにくいことです。そもそも塩に発汗効果はありません。魚などに塩をふっておくと水が出てくるから汗も出るように

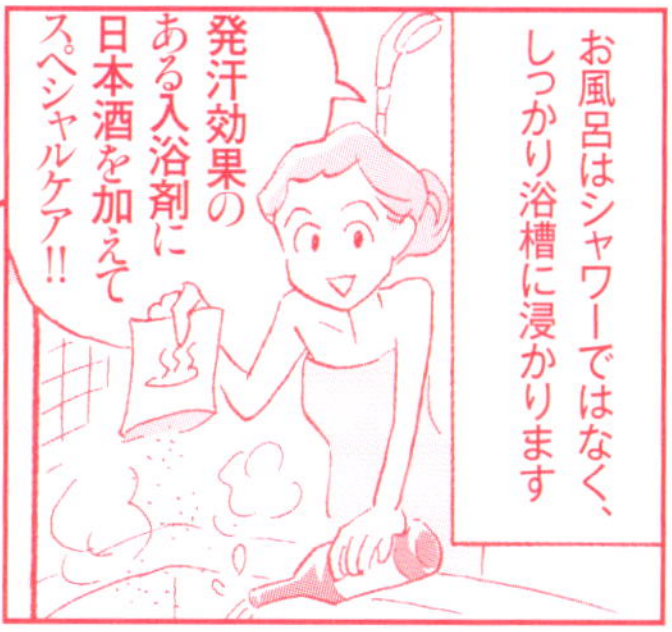
お風呂はシャワーではなく、しっかり浴槽に浸かります
発汗効果のある入浴剤に日本酒を加えてスペシャルケア!!

NG! 15

入浴剤が吸収される量はわずか。効果というより気分的なものです。

思われるのかもしれませんが、生きた人間は塩で水気を抜くことはできません。もし本当に塩が体に入ってしまうと、血圧が上がったりして問題です。塩で体をマッサージするなども、スクラブ効果で肌がすべすべになることはあるかもしれませんが、ひきしまるとかやせるなどの効果はありません。

日本酒も同様、飲むと体が温まる感じがするので、温熱効果があるように思われがちですが、**湯に入れた日本酒には当然そのような効果はありません**。お酒が皮膚から体内に入ったら大変であることは言うまでもありません。

入浴剤で**保湿効果をうたうもの**があり、これはしみこんでこなくても**表面に付着することで効果を発揮するので、ある程度の期待はできます**。ただし、浴槽内では薄まって効果も弱まるので、入浴後には保湿クリームで補っておきましょう。

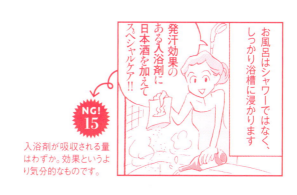

入浴中のふやけた肌は敏感。パックやマッサージをするなら、やさしくケアを

お風呂エステと呼ばれるような、お風呂の中で行う美容法がよく雑誌などで紹介されています。お風呂の中でマッサージやパックをすることは、美肌に役立つのでしょうか。

結論からいうと、**やりすぎなければ肌にプラスになりますが、少しでもやりすぎると逆効果になる**ので注意が必要です。

お風呂の中で、肌はどんな状態になっているのでしょう。

まずは温まって血管がひらき、血行がよくなっています。

また、角質が水を含んでふやけた状態になっています（医学的には膨潤《ぼうじゅん》といいます）。この、**ふやけることとの影響で、角質の表面のバリア機能は低下し、敏感な状態**になっています。

角層は、外界から有害なものが体に入ってこないように守るための「バリア機能」を持っています。このバリア機能は角層の水分量に影響されます。角層の水分は20〜30％くらいが適量で、これより多くても少なくてもバリア機能は弱まります。角層の水分が低下した状態は乾燥肌で当然肌は弱く敏感になりますが、反対に多すぎる（ふやけた）状

態でも肌は敏感になるのです。お風呂に長く入りすぎたときの、白くふやけた手を思い浮かべてください。こすれば表面の皮がむけてしまうような弱い状態です。乾燥するともちろんよくないですが、**肌の水分は多いほどよいともいえず、多すぎると肌はむしろ弱くなる**のです。

お風呂ではこのように肌が若干弱った状態になっているので、**強くこするなどのマッサージは厳禁**です。また、長風呂する人ではつい、はりきって長時間こすってしまうこともあるでしょう。お風呂でマッサージをする場合、**軽いタッチですべらせるように、時間は5分以内**で行いましょう。パックもあまり長い時間つけていると、汗がこもってかぶれの原因になるのでほどほどに、数分程度にとどめましょう。

体を洗う石鹸《せっけん》は昔ながらの固形の浴用石鹸がベスト

体を洗うときは、**固形石鹸《せっけん》がベスト**です。

ボディソープが普及していますが、問題点としてまず、**液状のため量を使いすぎる**ということがあげられます。

また、成分の問題もあります。固形石鹸は石鹸成分といってヤシ油などの油にアルカリを作用させたものが多いのですが、ボディソープの場合は**いわゆる合成界面活性剤を主体としたものが多く、肌への刺激が強くなります**。固形石鹸のほうが成分的にばらつきがなく、安全です。

固形石鹸を選ぶときは、昔ながらの浴用石鹸で十分です。オーガニック石鹸がブームですが、**植物成分はかえって肌に刺激になることが多いので、敏感肌の人は要注意**です。また無添加をうたうものもありますが、無添加石鹸は保湿成分も少なく、洗浄力が強すぎるものも多いようです。

殺菌成分が入ったものも、刺激が強くおすすめできません。肌の表面には善玉菌がいて、悪玉菌の侵入を防いでいます。殺菌石鹸はこの善玉菌を殺してしまうので、肌にとっては逆効果になります。

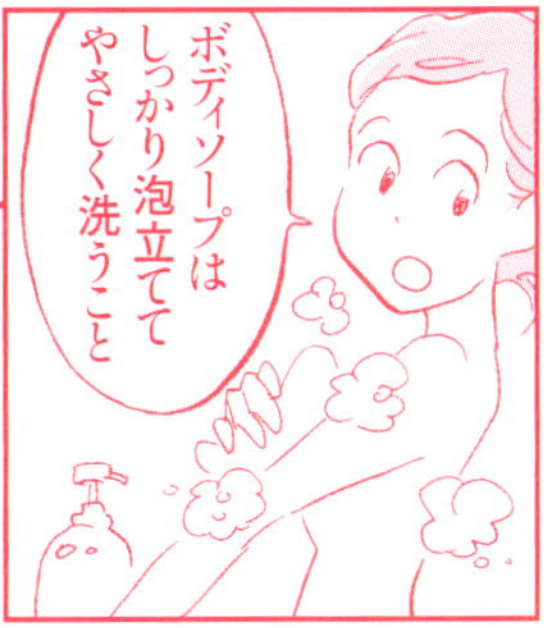
ボディソープは
しっかり泡立てて
やさしく洗うこと

NG! 16

ボディソープは肌への刺激が強くなります。固形石鹸がベスト。

体を洗う石鹸は、**シンプルな浴用石鹸が一番よい**といえます。アルカリ性のものでかまいません。肌は弱酸性だから弱酸性の洗浄料で洗うべきとよくいいますが、水道水は中性なので、すすいだときには中性に戻ってしまいます。よって**弱酸性にこだわる必要はありません**。アルカリは角質を溶かすので、適度に古い角質がとれてよいのです。

浴用石鹸で顔も洗ってよいかという質問がよくありますが、肌が丈夫で脂性肌気味の人はよいですが、乾燥肌、敏感肌の人には洗浄力が強すぎるので、洗顔用の石鹸のほうがよいでしょう。

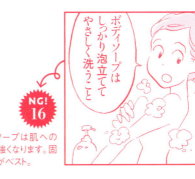

皮脂の多い部分を中心に、メリハリ洗いを

体を洗うときは、どう洗うのがよいでしょう。

まず気をつけなければいけないのは、**力を入れてこすると、肌が黒ずんでしまう**ということです。特にナイロンタオルなどでこすることを長年続けていると、メラニンが増えて肌がまだらに黒っぽくなっていきます※。メラニンが増える原因は紫外線だけではありません。摩擦などの刺激もメラニンを増やします。

力がかかりやすい部分は、腕のように手が届きやすい部分と、肩、すねのように骨が出ている部分で、これらの部位を長年のくせで強く洗っているために、黒っぽくなっている人をときどき見かけます。

体を洗うときは、**綿のタオルを使いましょう**。あまり高級なものより、温泉に置いてあるような薄手のものが使いやすいでしょう。綿タオルに固形石鹸《せっけん》（前項参照）をつけたら、こすらずなでるように洗っていきましょう。

洗い方にもメリハリをつけます。**顔以外で皮脂が多いのは頭、背中、胸の部分**です。これらを石鹸でよく洗い、それ以

外の腕や脚、腰まわりなどはあまり洗いすぎないようにしましょう。**石鹸で洗うのは皮脂を落とすため。**汗やほこりなどの他の汚れは、湯で流すだけで落ちていきます。また、必ずしも毎日石鹸で洗う必要はありません。冬は3日に一度くらいで十分です。

「清潔に」とよくいいますが、肌表面の善玉菌を落としすぎると反対に悪玉菌が繁殖して不衛生になります。毎日石鹸で全身洗うのは日本人くらいのもの。そうしないと不潔だと思っている人は、洗い方の常識をまず改めましょう。

※ナイロンタオルでこするために肌が黒くなる現象を「ナイロン黒《こく》皮《ひ》症」といいます。ツイード柄のように、皮膚がまだらに黒くなります。真皮にメラニンが沈着するため、一度ナイロン黒皮症を起こすと、消すことは非常に困難です。

シャンプーのシリコンは、毛穴に詰まらない

ノンシリコンやオーガニックのシャンプーがブームです。シリコンが毛穴に詰まって髪が薄くなるとか、シャンプーの経皮毒が有害だなどというような都市伝説が背景にあるようです。

まず、**シリコンが毛穴に詰まるなどということはありません**。毛穴の中は皮脂で満たされており、ゆっくりではあるけれども奥から常に押し出されてくるので、そこを逆流してシリコンが入り込むということは起こりません。

シリコンは髪をコーティングするものです。ノンシリコンシャンプーを使い続けると、髪がからんだりきしんだりして、枝毛や切れ毛が増えてしまいます。

アトピー性皮膚炎などでシャンプーにかぶれやすい人は、皮膚科で相談して敏感肌用やアトピー用のシャンプーを使ったほうがよいですが、生え際がかぶれるなどのトラブルを起こしていない人はそのような必要はなく、仕上がりの好みでシャンプーを選んでよいのです。

経皮毒《けいひどく》という言葉もよく使われますが、**界面活性剤で羊水が泡立つなどという話はもちろんナンセンス**です。

ただ、化粧品や洗浄剤の成分がある程度体内に吸収されることは事実です。よって、**使用は最低限にとどめるべきです**。

特に子供は皮膚が薄いので、皮膚からものを吸収しやすくなっています。過剰な清潔志向で殺菌ソープで頻繁に手洗いをさせる、ボディソープで毎日全身洗う、日焼け止めを毎日塗るなどということを子供にさせてはいけません。

頭も、小学校に上がるくらいまでは石鹸《せっけん》で洗うほうがよいでしょう（洗い方はP166参照）。

ひじ・ひざ・かかと…。スクラブで角質を取って尿素クリームでケアを

たまにゆっくりバスタイムをとれるときは、丁寧にボディケアをしてみてはいかがでしょう。特に、ひじ・ひざ・かかとなどは、意外に他人の目につくところです。

ひじ・ひざが黒ずんで見えるのは、角質が厚くなるためです。シミではありません。

角質は死んだ細胞の層で、ほぼ透明に近いですが、わずかに排泄《はいせつ》されたメラニンを含んでいます。

クリアファイルは1枚だと透明でも積み重ねると黒っぽく見えますが、それと同じこと。角質は薄いとあまり色は見えませんが、積み重ねると黒ずんで見えるのです。

ひじやひざは外力を受けて角質が厚くなりやすいので、それを防ぐケアが必要です。

まずは**入浴中にスクラブで角質を少し取りましょう**。スクラブはボディ用でなくても、顔用のスクラブ洗顔料で十分です（ただしスクラブは刺激が強いので顔には使わないこと）。入浴中に軽くひじやひざをこすって表面の角質を取ってみましょう。こすりすぎは禁物。角質も必要でついているので、取

りすぎるとまたそこを守るためにより厚く成長してきてしまいます。**かたい部分が少しやわらかくなる程度に軽くこすりましょう**。頻度も、毎日でなく週に1～2回までにとどめて。入浴後は尿素配合のクリームなどをすりこんでおきます。尿素は保湿と角質柔軟作用があります。

かかとのがさがさは、やすりか軽石でこすり、やはり尿素クリームをつけます。かかとが厚くなることには、靴選びも関係します。底が薄い靴だと衝撃が強く伝わるので、クッション性のある靴底が厚いタイプを選ぶか、衝撃をやわらげるインソールなどを入れましょう。

ひじ・ひざ・かかとの角質が厚くなることは、外力のほかに乾燥や血行不良も関係します。寝る前にクリームをたっぷりつけてマッサージすると、血行を促進して乾燥も防げるので、角質肥厚の予防になります。

入浴後は、潤《うるお》いの持続するボディローションやクリームを

顔は丁寧にスキンケアしても、体は洗いっぱなしという人がほとんどです。しかし体の乾燥は、さまざまな肌トラブルを引き起こします。

まず**冬場に、腕や脚、背中などにかゆみを感じる人は、ほとんどが乾燥肌**です。ひどい場合は夏にもかゆみが出ます。腕や脚を伸ばしたときに外側にくるほうにかゆみが出たり湿疹ができる人は、乾燥によるものの可能性が大。洗い方を改めましょう。

また、**肌が乾燥している人は、腕や脚をシェービングしたときにトラブルを起こしやすく**なります。乾燥肌では肌表面の角質がかたくなっているため、そったあとに毛が生えてくるときうまく表面まで出られなくて、埋没毛などを起こしやすくなります。そって数週間たってから、毛穴の部分が赤くなったりかゆみが出るという人は、乾燥肌によるカミソリ負けを起こしている可能性が。

乾燥肌を防ぐためには、保湿がもちろん重要です。ボディには、**尿素配合のローションなど**が使いやすくてよいでしょ

う。乾燥がすでに進んでいる人は尿素をつけるとしみることがあるので、そのような場合は敏感肌用の保湿クリームを塗りましょう。化粧水タイプは、成分が薄いのでボディの保湿には適しません。

　ボディオイルがはやっていますが、オイルはあまり保湿効果が高いとはいえません。右記のようなローションかクリームがベターです。

　保湿剤を選ぶときは、自分の肌で試して選びましょう。つけても翌朝乾いているようなものでは、つけた意味がありません。

　一度つけたら24時間、潤《うるお》いが持続するようなものを選びましょう。つける場合、脚、腕、腰回りなどの乾燥する部分を中心に。また季節によって、冬場はクリームで夏はローションなどと、使い分けるのもよいでしょう。

夜は副交感神経に切り替えて、質のよい睡眠を

自律神経には交感神経と副交感神経の2種類があります。**昼間は交感神経が活発に働いて、**脳に血液が集まり、さまざまな活動をこなします。夜になると**副交感神経にシフト**して、脳にいっていた血液が体や内臓にまわり、組織の修復や再生が行われます。

その切り替えがうまくいかないと、寝つきが悪くなるのです。

夜になったら、交感神経を刺激しないよう心がけましょう。強い光は、脳が昼と勘違いして覚醒してしまうので、**スマホなどの光るものを見ないようにしましょう**。パソコン、テレビ、スマホなど、光るものはたくさんありますが、中でもスマホが一番強力です。スマホは屋外で画面を見るようにできているため、太陽の光にも負けないように明るく作られているのです。

部屋の明かりも落とし、精神的にくつろげる空間を自分で演出してみましょう。ただし、好きな音楽をかけたり好きな本を読んだりするのは、逆効果になることがあります。

興味のあるものは交感神経を刺激してしまうので、あまり興味を持てないような退屈なものを選ぶほうがベターです。**カフェインも交感神経刺激剤なので、夜8時以後は控えましょう**。カモミールティが、眠気を誘うハーブとしておすすめです。

眠れないときにアルコールを利用する人がいますが、結果的に睡眠の質は低下します。初め眠くなっても、アルコールが分解されるときに覚醒物質に変わり、途中で睡眠が浅くなるのです。**お酒を飲むと、夜中や早朝に目が覚める**ことがあるのはそのためです。寝つきが悪くて悩んでいる人は、アルコールは厳禁です。

ゆっくりストレッチをして、ぬるいお風呂に入り、退屈な本を読むなどして寝るのがベストです。

寝る前のストレッチで体の痛みやこりを取ると寝付きやすい

「疲れているのに、寝ても疲れがとれない……」など、慢性疲労に悩む人は、ぜひ、寝る前のストレッチを習慣づけましょう。長時間の立ち仕事、デスクワークなどで疲労がたまると、**筋肉がかたくなって疲労物質がたまり、寝ても解消されなくなります。**筋肉をやわらかくほぐすと、疲労物質が流れて排泄《はいせつ》される上、睡眠も深くなります。以下のようなストレッチがおすすめです。

①立ち仕事の人……まず、ふくらはぎのマッサージから。仰向けに寝て両ひざを立て、右脚を左ひざの上に載せます。つま先を伸ばした状態で、右ふくらはぎを左ひざにこすりつけるようにしてマッサージします。もう片方も同様にします。次に壁に向かって立ち、両手を肩幅にして壁につきます。脚を歩幅くらいにひらいて、アキレスけんを伸ばす要領で後ろ足をストレッチします。アキレスけんというより、ふくらはぎを伸ばすことを意識します。腰をそらさないよう、下腹に力を入れましょう。

②デスクワークの人……床にうつ伏せになり、脇をしめて床に

手をつきます。ゆっくり腕を伸ばして上体だけ起こします。目線はまっすぐ前に。お腹の前をストレッチするイメージです。腰がそらないよう、常に下腹に力を入れてへこませておきましょう。

次に、バスタオルを丸めたものを床に置き、そこに背骨がそうように、タオルの上に寝ます。両脚を伸ばしたまま、肩を上げないよう意識しながら、背泳ぎのように片腕を前からゆっくり上に振り上げます。それを下ろしながら反対の腕を振り上げます。デスクワークでかたまった肩甲骨まわりをほぐす体操です。

これ以外にも、簡単なストレッチや体操で体の痛みやこりを取るものがたくさんあります。腰痛や肩こりなどに悩む人は、それぞれに合わせたストレッチを組み入れましょう。ネットや本で探して、いろいろ試してみるのもよいでしょう。

寝る前の「空白の5分」が、眠りへと誘う

寝つきが悪い人にさらにおすすめなのが、**「空白の5分」を持つ**ことです。

仕事で常にフル回転し、家に帰ったら帰ったで家事や片づけをこなし、いつも追われるような生活をしていると、頭が副交感神経に切り替わる暇がありません。寝ていても、半分、交感神経のまま眠っている人も中にはいます。寝ても仕事の夢を見たり、歯ぎしりや寝言がある人がそういう人です。

副交感神経にシフトするために最も役立つのは、「頭を真っ白にすること」です。何も考えていない状態、簡単にいうと「ぼーっとした状態」ということです。

もともと、副交感神経に切り替えるのが下手な人は、「ぼーっとする」ことが苦手な人です。常に動き回っている、じっとしていられない人が交感神経優位の人です。そういう人でも、またいつも忙しい人でも、**強制的にぼーっとする時間を作ってみましょう**。

床の上に大の字になり、天井の模様を見つめます。「うちの天井ってこんな風だったんだ」というくらい、無駄なこ

とを考えます。3分でも十分です。そこでゆっくりと腹式呼吸をして、手足の重さを自分で感じ取ってみます。

こうやって、日常の生活から一度頭を切り離して、それからベッドに入ります。「今日もリラックスして、寝る前に贅沢な時間を持った」という意識が大事です。

ベッドに入ったら、「眠れない眠れない」とイライラしながら何度も寝返りをうったりするのはNG。

一番よいのは「寝たふり」です。子供のころ、「早く寝なさい」と怒られて、寝たふりをした経験が誰にでもあるでしょう。あの感覚で、寝たふりをします。つまり、動いたりスマホをのぞいたりしてはいけません。自分で自分をだますように、寝たふりを続けます。それが眠りにつくための、一番の早道です。

よく眠れるよう、枕の高さ、布団のかたさ、パジャマなどにもこだわって

質のよい眠りにつくために、睡眠環境を整えてみましょう。
まずは、よく言われる**枕の高さ**。人間の頭は重さが5kgもあるので、寝ているあいだに頸椎《けいつい》に負担をかけないために、枕選びには慎重になりましょう。

頸椎の自然なカーブを維持するためによい枕とは、(日本人女性の体格を考慮すると) **首の部分の高さが7㎝、後頭部の部分の高さが5㎝くらい**。枕の上に仰向けに寝たときに、頭が水平より15度くらい下向きになるものがよいのです。

また、**布団は、かためのほうがベター**です。やわらかい布団だと、仰向けに寝たときに腰が沈んで「そり腰」になります。

寝る姿勢は仰向けがよいのですが、それでは腰が痛いという人は、ひざの下に枕を入れてひざを少し浮かせてみましょう。

部屋の明るさは、**真っ暗よりも薄暗いくらいのほうが、安眠できる**といわれています。フットライトなどの、直接目に当たらないものがよいでしょう。青白い蛍光灯の光を見

ると、覚醒してしまうので気をつけて。夜になったら薄暗い白熱灯の下で過ごすほうがよいのです。

シーツやパジャマにもこだわってみましょう。肌触りが悪いものだと、寝返りのたびに肌が刺激され、その不快感で知らないうちに睡眠が浅くなることもあります。自分では寝ているつもりでも、睡眠中の不快な刺激は睡眠を邪魔していて、その影響が日中の眠気などとして現れるのです。

こだわって睡眠環境を整えれば、睡眠に入るときの心構えも違ってくるはず。**お気に入りの寝具やパジャマに包まれて眠れば、きっとよく眠れるという気がしてくる**でしょう。枕元にミニグリーンやちょっとしたオブジェなどを飾って、寝る前のひとときに、なごんでみるのもおすすめです。

「寝だめ」は不可能。0時半が美肌のデッドラインと心得て

「夜ふかししても、週末に寝だめするから大丈夫でしょ」という人がよくいますが、睡眠は基本的にためられません。食べ物の栄養は体内にためられますが、**睡眠をためておく場所が人体にないので、「寝だめ」は不可能**です。

睡眠に入ると成長ホルモンが分泌され、肌の再生が始まります。つまり睡眠中に肌は生まれ変わるので、不規則な睡眠は肌に致命的なダメージを与えます。

肌のゴールデンタイムは夜10時から深夜2時までとよく言いますが、これはある程度本当です。人間の体には体内時計があり、太陽の動きに合わせて体内のリズムを刻んでいます。朝起きて日の光を受けてからだいたい14時間たつと、睡眠に向けての準備として、それに合わせたホルモンなどの分泌が始まります。

つまり朝7時に起きると、夜9時から睡眠準備が始まるので、10時からがゴールデンタイムというのは理にかなっているのです。

大人の場合は10時に寝なくてもよいですが、**遅くとも深**

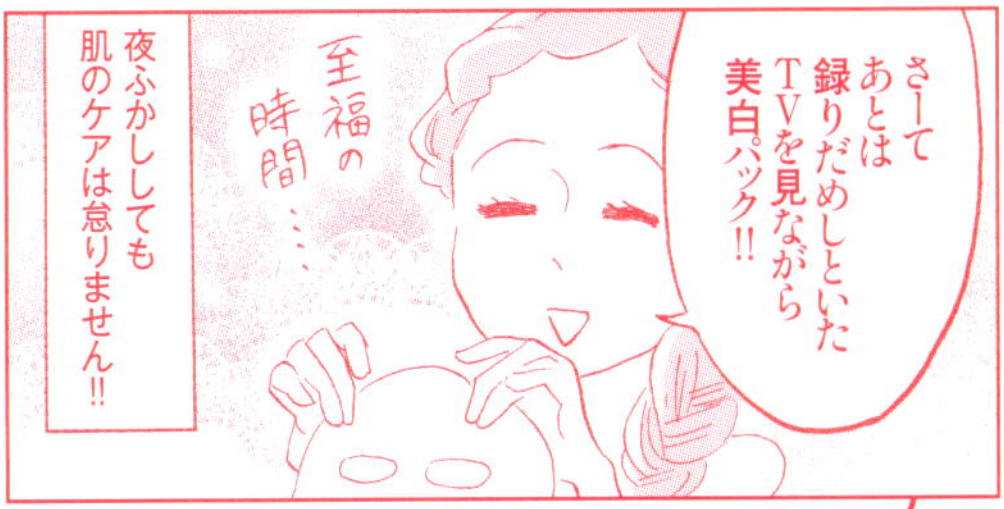
さーて
あとは
録りだめしといた
TVを見ながら
美白パック!!
至福の時間…
夜ふかししても
肌のケアは怠りません!!

NG! 18

人体には睡眠をためておく場所がないので、寝だめは不可能です。睡眠を削るのはほどほどに。

夜0時半にはベッドに入りましょう。睡眠の1サイクルは約90分。2時までに1サイクル終えるためには、90分前つまり0時半がデッドラインなのです。

何時間寝るかということも大事ですが、**何時に寝るかということもとても重要**なのです。忙しくて睡眠を削らなければならないときは、遅くまで起きているよりも早く起きて用事を片づけるほうが、まだ肌には影響しません。ただし、厚生労働省が推奨する睡眠時間は1日7時間半。このくらい寝ている人が、最も健康で長生きであるという、統計的データに基づく数値です。睡眠を削るのもほどほどにしましょう。

寝不足すると、顔色もさえないし、体調も悪くなります。そのくらい、睡眠は肌と体に直結するのです。しかし何日か食事が偏ってしまっていても、それは顔には表れないし、すぐに体調が悪くなったりもしません。栄養はためておけるからです。食事も大事ですが、睡眠はもっと大切なのです。

おわりに

「なんとなく」のスキンケアから卒業しませんか

肌によいこととは何でしょう。反対に、よくないこととは何でしょう。

一般的に常識といわれているようなこと、例えば「日焼け止めは毎日必ず塗るべき」「皮脂はとりすぎない」「野菜は生で摂る」なども、改めて向き合って考えてみると、必ずしも肌によいとはいえません。この本を読んで、そこに驚かれた方も多いのではないでしょうか。

自分のスキンケアについて、なぜそういうケアをしているのか、きちんと説明できる人は少数派。「なんとなく」という人がほとんどです。

「なんとなく」肌によいと思ってしていることが、もしよくなかったら、5年後10年後の肌はどうなってしまうのでしょう。

大切な肌のことです。なんとなくでなく、きちんと根拠のあるケアを選択しましょう。そのためには、肌の構造を知ることが必要。スキンケアはサイエンスだからです。角質とは何か。コラーゲンとは何か。そういうことをまるで知らずにケアをするということはできません。

肌を知れば、肌にとって必要なものと不要なものはおのずと見えてきます。またそれが流行で変わったりしないこともわかってきます。肌の構造は流行で変わったりしないからです。「今、このスキンケアが流行ってるんですよ！」と教えてくれる患者さんがよくいますが、流行でとびついて失敗しないように気をつけたいものです。

また、もうひとつ忘れてならない大切なことに「自分の肌を見る」という習慣があります。日々、皮膚科の外来をしていると、スキンケアが合っていなくて肌が荒れていても気づかない女性がほとんどであることに驚きます。

人から嫌なことをされたらとても敏感に反応する人でも、自分で自分の肌を毎日傷めているのに気づかない人がいます。むしろ気づかない人が大半です。

メイクのりが悪い、赤みがある、などの軽い不調を感じたら、まず化粧品を疑いましょう。長く使っている化粧品でも、途中から合わなくなることはよくあります。

皆さんが思っている以上に、化粧品が合わないケースは多いのです。

毎日肌をよく観察して、微妙な変化を感じとる。それが肌を守る第一歩です。ネットの情報などに流されず、肌をよく見てよく考えること。自分の肌は自分で守るものなのです。

吉木伸子

本書は2015年刊行の青春文庫『今夜、肌のためにすべきこと』（小社刊）を再構成・加筆・修正したものである。

著者紹介

吉木伸子　横浜市立大学医学部卒業。慶應義塾大学病院皮膚科学教室に入局。浦和市立病院（現さいたま市立病院）皮膚科、埼玉県大宮市（現さいたま市）のレーザークリニックに勤務。その間、米国オハイオ州クリーブランドクリニック形成外科、日本漢方研究財団附属渋谷診療所にて、美容医療および東洋医学の研修をおこなう。日本美容学校皮膚科非常勤講師を兼任。1998年、よしき皮膚科クリニック銀座を開業。レーザー、ケミカルピーリングなどの美容皮膚科学と漢方を取り入れた皮膚科治療をおこない、肌の悩みをもつ女性たちから厚い支持を得ている。著書に『噂の女医がこっそり教える女の不調が消える本』(主婦の友社)、『美容皮膚科医が教えるあこがれ「美人」のつくりかた』（日本文芸社）ほか多数。

スキンケアは「引《ひ》き算《ざん》」が正《ただ》しい

2018年3月10日　第1刷

著　　者　吉《よし》木《き》伸《のぶ》子《こ》
発 行 者　小澤源太郎

責任編集　株式会社 プライム涌光
電話　編集部　03(3203)2850

発 行 所　株式会社 青春出版社
東京都新宿区若松町12番1号 〒162-0056
振替番号　00190-7-98602
電話　営業部　03(3207)1916

印　刷　共同印刷　　製　本　大口製本

万一、落丁、乱丁がありました節は、お取りかえします。
ISBN978-4-413-23080-3 C0077